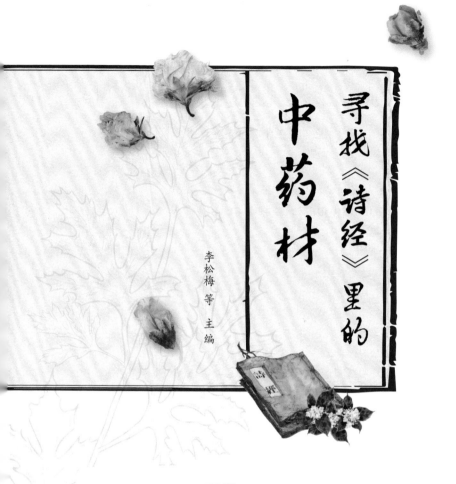

寻找《诗经》里的

中药材

李松梅 等 主编

U0272771

云南出版集团

云南科技出版社

·昆明·

图书在版编目（CIP）数据

寻找《诗经》里的中药材 / 李松梅等主编 . –– 昆明：
云南科技出版社，2023.10
ISBN 978-7-5587-5295-7

Ⅰ . ①寻… Ⅱ . ①李… Ⅲ . ①中药材－普及读物
Ⅳ . ① R282–49

中国国家版本馆 CIP 数据核字 (2023) 第 197936 号

寻找《诗经》里的中药材
XUNZHAO SHIJING LI DE ZHONGYAOCAI

李松梅　等　主　编

出 版 人：温　翔
策　　划：李　非
责任编辑：李凌雁　陈桂华
封面设计：长策文化
责任校对：秦永红
责任印制：蒋丽芬

书　　号：ISBN 978-7-5587-5295-7
印　　刷：云南金伦云印实业股份有限公司
开　　本：889mm×1194mm　1/32
印　　张：2.5
字　　数：67千字
版　　次：2023年10月第1版
印　　次：2023年10月第1次印刷
定　　价：49.00元

出版发行：云南出版集团　云南科技出版社
地　　址：昆明市环城西路609号
电　　话：0871-64190973

编委会

寻找《诗经》里的

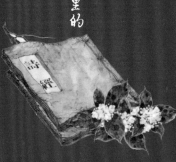

中药材

前言

《诗经》是中国最早的一部诗歌总集，读起来朗朗上口。其实，《诗经》还是一部中华本草百科全书，它将栝楼、艾叶、郁李仁、木槿花、芦根、木瓜等植物幻化成古朴、美好的诗句，揉碎在时间的长河中，流淌进一代代中华儿女的血液。《寻找〈诗经〉里的中药材》从中医药者的视角解读《诗经》中关于植物的诗。编写者从中撷选二十三首，阐述自己对诗的理解，讲述关于诗中植物有趣、有味、有情、有义的本草故事，并详细介绍了入药部位、性味与归经、功能与主治、营养价值、药膳等知识。希望本书能够带领读者在体悟诗歌之美的同时，学习到实用、有效的中医药知识，感受本草所传达的生命之感动和带给我们的力量。

《寻找〈诗经〉里的中药材》一书的写作缘起于全国中药特色技术传承人才、云南省第五批中医药师带徒学术继承人李松梅教授所做的科普工作。她定期在昆明电视台向群众做"《诗经》里的最美中药材"科普宣讲，社会反响良好。她感到有必要挖掘整理《诗经》里记载的临床常用中药材，并进行详细介绍，这对推广民族文化、让更多人了解《诗经》和中医药文化知识大有裨益。我们邀请了一批省内外知名的中药学专家，如全国中药特色技术传承人才夏杰教授，以及其他中药学骨干人才，共同酝酿，结合中药科普的特点，分工合作，最终共同完成了本书。书中各中药饮片的实物图皆由云南省中医医院中药专家鉴定实物后拍摄所得。在此，由衷感谢各位同仁的辛勤付出！

希望《寻找〈诗经〉里的中药材》能够受到读者朋友的喜爱。

编写组

2023年1月

目录

寻找《诗经》里的 中药材

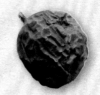

1

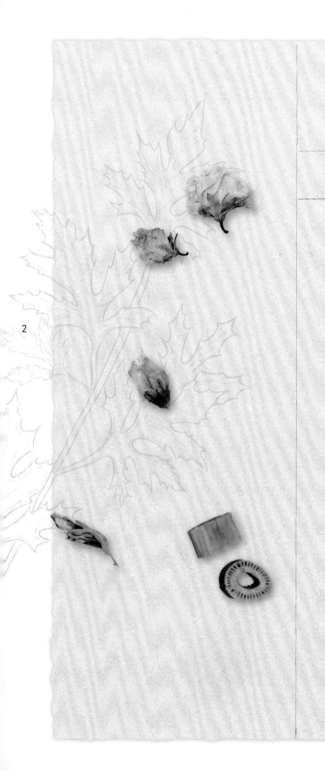

2

目录

芦根

LU GEN

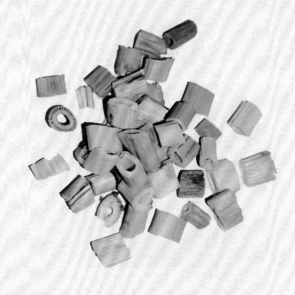

❀《诗经》出处 ❀

　　《诗经·国风·秦风·蒹葭》："蒹葭苍苍，白露为霜。所谓伊人，在水一方。溯洄从之，道阻且长。溯游从之，宛在水中央。"

译文： 晚秋时节，大片的芦苇依然苍翠，清晨的露珠早已凝结成霜。我所思念的那个人啊，就站在水的那一边。逆流而上去追寻她，路途艰难险阻又漫长。顺流而下去追寻她，她仿佛就在那水中央。

《诗经》里的"蒹葭"就是芦苇。

【入药部位】

　　芦根、芦叶、芦花、芦茎、芦笋均可入药，其中最常用的部位是芦根。芦根又名芦茅根、苇根、芦头等。该品为禾本科植物芦苇的新鲜或干燥根茎。全年均可采挖，除去芽、须根及膜状叶，鲜用或晒干。

故事传说

从前，江南有个山区方圆百里之内只有一家药铺，不管谁生了病都得吃这个药铺的药，所以这个药铺的老板也就成了当地的一霸。有家穷人的孩子发高烧，病得很重，来到药铺一问，药铺老板说退热得吃"羚羊角"，五分羚羊角就要十两银子。穷人说："求你少要点钱吧，这么贵的药咱穷人吃不起呀！"药铺老板说："吃不起就别吃，我还不想卖呢。"穷人没法，只有回家守着孩子痛哭。这时，门外来了个讨饭的叫花子，他说："退热不是非吃羚羊角不可，有一种叫芦根的药也可退热，你到塘边挖些回来吃。"穷人急忙到水塘边挖了一些鲜芦根煎汤，给孩子灌下去，孩子果然退了热，穷人十分高兴，就跟叫花子交了朋友。从此，这里的人们发高烧时就再也用不着去求那家药铺了。芦根成了一味不花钱的中药。

【性味与归经】

甘，寒。归肺、胃经。

【功能与主治】

清热泻火，生津止渴，除烦，止呕，利尿。用于热病烦渴、肺热咳嗽、肺痈吐脓、胃热呕逆、热淋涩痛。

【营养价值】

芦根含有丰富的黏多糖，这种物质被人体吸收以后，能促进人体内各腺体的分泌，让唾液、胃液和肠液等消化液分泌量明显增多；同时，它对人的肠胃还有温和的刺激作用，能加快肠胃蠕动。经常服用芦根可以提高肠胃消化功能，预防、缓解消化不良和食欲不振。此外，消炎、杀菌、抗病毒也是中药芦根的重要功效。芦根对金黄色葡萄球菌有明显的杀灭作用，对这种病菌引起的上呼吸道感染、咽喉肿痛和声音嘶哑都有一定治疗功效。另外，出现口干、咽干、口舌生疮及牙龈肿痛等症状时，及时服用中药芦根也能起到一定的治疗效果。

【药膳举例】

1.芦根麦冬汤

原料： 鲜芦根100克（或干芦根30克），麦冬20克。

做法： 先将鲜芦根洗净，切小段，或用干芦根；与麦冬同放入有盖杯中，冲入沸水浸泡30分钟。

功效及应用： 清肺透热，生津止渴，止呕除烦。适用于咽喉炎、声带疲劳，以及口腔炎、牙周炎。对高温大量出汗所造成的头晕、烦闷等也有良好的治疗效果。还可用于放疗后口干、食欲缺乏、大便不畅的肿瘤患者，能明显减轻放疗的副作用。每天1剂，随意饮用。

2.芦根冬瓜子汤

原料： 鲜芦根50克，冬瓜子60克，冰糖适量。

做法： 将芦根洗净，切小段；冬瓜子去除外层黏液；芦根与冬瓜子一起放入锅中，加适量水，煮沸后改小火煎煮1小时，滤渣取汁，加入冰糖调味即可。

功效及应用： 具有清泻肺热、化痰止咳、生津润燥的功效，能改善咳嗽、口干喜饮、痰多黄稠且不易咳出等症状。每日1剂，分2次服用完，连续服用5日。

【温馨提示】

芦根是一种没有毒性的中药材，但过量服用也会产生一定的副作用。芦根含有的天然黏液能加快人类肠胃蠕动，容易让人大便稀溏，特别是那些脾胃虚寒的人群，在服用中药芦根以后容易出现腹痛腹泻症状。

车前子

CHE QIAN ZI

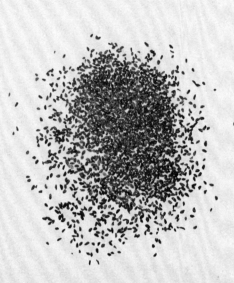

❖《诗经》出处 ❖

《诗经·国风·周南·芣苢》："采采芣苢，薄言采之。采采芣苢，薄言有之。采采芣苢，薄言掇之。采采芣苢，薄言捋之。采采芣苢，薄言袺之。采采芣苢，薄言襭之。"

译文：茂盛的芣苢啊，采啊采，快点来采芣苢啊。茂盛的芣苢啊，采啊采，快把芣苢采下来。茂盛的芣苢啊，采啊采，赶快把它拾出来。茂盛的芣苢啊，采啊采，赶快把它摘下来。茂盛的芣苢啊，采啊采，快点把它兜着啊。茂盛的芣苢啊，采啊采，赶快把它盛住啊。

《诗经》里的"芣苢"就是车前子。

【入药部位】

该品为车前科植物车前或平车前的干燥成熟种子。夏、秋两季种子成熟时采收果穗，晒干，搓出种子，除去杂质。

我国宋代大文学家欧阳修有一次患了腹泻，请遍了京城名医帮他看病，名医们均束手无策，纷纷告退。欧阳修之妻听说京城来了一位颇有名气的郎中，便叫仆人去郎中处取回一服专治腹泻的药，伪称是太医院王太医所开。欧阳修服药一个多时辰后小便增多，次日腹泻停止。欧阳修大喜，想去感谢王太医，他的妻子只得以实相告。欧阳修听罢，即命仆人上街请来郎中，以上宾之礼相待，并问："先生用何妙方治愈老夫顽疾？"那郎中答道："不瞒相公，仅一味药车前子而已，研末，用米汤送服即可。"欧阳修暗思："《神农本草经》谓车前子治气癃，止痛，利水道，除湿痹，并未言可治腹泻。"那郎中又言："此药利水道而不动气，水道利则清浊分。相公因湿盛引起的水泻，用车前子引导水湿从小便排出，即可达到止泻的目的，此即分利止泻法也。"欧阳修听后恍然大悟："先生一言，令人茅塞顿开，实乃金玉良言，老夫受益匪浅。"说罢，重金相酬。

【性味与归经】

甘，寒。归肝、肾、肺、小肠经。

【功能与主治】

清热，利尿，通淋，渗湿止泻，明目，祛痰。用于热淋涩痛、水肿胀满、暑湿泄泻、目赤肿痛、痰热咳嗽。

【营养价值】

车前子含有环烯醚萜类、黄酮类、多糖类化合物以及脂肪油、车前子酸等。它不仅有镇咳、平喘、祛痰作用，而且对高脂血症、心血管系统疾病有较好的疗效，同时在抗炎、抗氧化方面都有比较显著的疗效，给临床上许多疾病的治疗带来了很大的帮助。

【药膳举例】

1. 车前子粥

原料：车前子15～30克，木棉花30克，粳米100克。

做法：将车前子用布包好，与木棉花共煎汁，去渣，再加入粳米同煮为粥。

功效及应用：清热止泻，利水消肿。适用于急性肠炎、尿道炎、膀胱炎。每日早晚温热食用。

2. 车前子豆汤

原料：车前子15克，绿豆50克，黑豆50克，蜂蜜1匙。

做法：先将车前子用纱布包好，锅中加适量清水，放入车前子包、绿豆、黑豆共煮，煮至豆烂停火，弃药包，调入蜂蜜即成。

功效及应用：多用于小便异常、尿痛尿急、腰痛等症。吃豆饮汤。

【温馨提示】

阴虚内热、胃火偏盛、口干口渴、大便燥结者，干燥综合征及糖尿病患者忌食。

桑叶

SANG YE

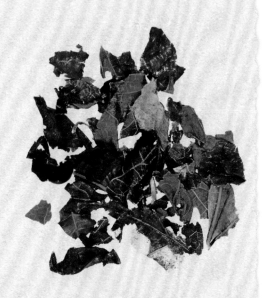

❀ 《诗经》 出处 ❀

　　《诗经·雅·小雅·隰桑》:"隰桑有阿,其叶有难。既见君子,其乐如何! 隰桑有阿,其叶有沃。既见君子,云何不乐! 隰桑有阿,其叶有幽。既见君子,德音孔胶。心乎爱矣,遐不谓矣? 中心藏之,何日忘之? "

译文: 洼地的桑树多么婀娜,它的叶子多么茂盛。今日见到了心上人,心里快乐的滋味无法用言语形容! 洼地的桑树多么婀娜,它的叶子多么润泽。今日见到了心上人,怎能让我觉得不快乐! 洼地的桑树多么婀娜,它的叶子多么繁茂。今日见到了心上人,我们的爱情愈发坚固了! 既然心里爱他,为什么不告诉他呢? 把他深深藏在心中,什么时候能忘记呢?

《诗经》里的"隰桑"就是桑树,其叶就是桑叶。

【入药部位】

桑叶又名冬桑叶、霜桑叶等。该品为桑科植物桑的干燥叶。初霜后采收，除去杂质，晒干。

故事传说

曾经有一名游僧，他的身体非常瘦弱并且胃口也很差，每夜入睡后浑身出虚汗，汗水能把衣服、被絮都给弄湿。多年以来，他看了很多医生，吃了不少药，都没什么效果。一日，这位游僧来到了严山寺，寺里的老和尚听说了游僧的病之后，便告诉游僧自己有一家传秘方，保证能治好他的病，并且还不用花钱。第二天清早，老和尚就带着游僧来到了一片桑树林，采摘了一些带有晨露的新鲜桑叶带回去。老和尚告诉游僧，用瓦片将桑叶焙干研成末，空腹取米汤冲服，每次服二钱，每日一次，病必定会慢慢好起来。游僧半信半疑地服了三日，果真如老和尚所说，困扰他几十年的病竟然好了。寺中众人无不称奇，佩服老和尚药到病除，游僧更是对其感激不尽。

【性味与归经】

甘，苦、寒。归肺、肝经。

【功能与主治】

疏风散热，清肺润燥，清肝明目。用于风热感冒、肺热燥咳、头晕头痛、目赤昏花。

【营养价值】

桑叶含有丰富的黄酮类化合物，可以降低血栓形成的风险以及减少随后的中风或心脏病等问题。其中还含有优质蛋白、糖类、有机酸、生物碱、氨基酸以及多种微量元素。桑叶具有抗氧化特性，对降低胆固醇、甘油三酯有一定作用。此外，它还具有降压、降糖、抗癌、抗病毒、抑菌、祛斑、清火、养胃、润肺、清肝明目等功效。

【药膳举例】

1. 桑叶炖母鸡

原料： 桑叶30克，桑树根300克，母鸡1只，枸杞子30克，当归3片，米酒300毫升。

做法： 桑叶洗净，桑树根切块，一起加水煮1小时；鸡肉切块，氽水；将氽好水的鸡块与当归、米酒一起放进桑树根汤中炖煮，起锅前撒入枸杞子即可。

功效及应用： 具有益气血、补精髓、健脑抗衰、清热泻火、凉血解毒、增加食欲的功效。用于虚劳瘦弱、中虚食少、头晕心悸、月经不调、产后乳少等。适合心脏病患、孕妇以及"三高"人士食用。

2. 桑叶蜂蜜茶

原料： 桑叶15克，蜂蜜适量。

做法： 将桑叶洗净，用开水冲泡，等水温略低后加入蜂蜜，搅拌调匀后饮用。

功效及应用： 具有疏散风热、清肝润肺的功效。用于夏季风热感冒，待茶频服。

3. 桑叶粥

原料： 鲜桑叶100克，米100克，白砂糖适量。

做法： 把鲜桑叶洗净后加水煎煮，取汁去渣。米洗净后小火煮稠粥，粥快熟的时候兑入桑叶汁，稍煮一会儿，白砂糖调味，趁热食用。

功效及应用： 疏风清热，适于外感风热，有发热、头痛、咳嗽、咽喉干痛、目赤肿痛、羞明多泪症状的人食用。

【温馨提示】

桑叶无毒，性寒，因此体质虚寒、脾胃虚寒的人以及孕妇不适宜多服、久服。桑叶服用过多会产生消化道刺激症状，如恶心、呕吐、腹胀、腹痛、腹泻等。桑叶还具抗凝血作用，经期不宜服用。

桃花
TAO HUA

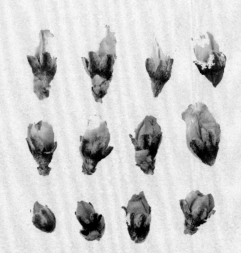

《诗经·国风·周南·桃夭》："桃之夭夭，灼灼其华。之子于归，宜其室家。桃之夭夭，有蕡其实。之子于归，宜其家室。桃之夭夭，其叶蓁蓁。之子于归，宜其家人。"

译文： 桃树长得枝繁叶茂，桃花开得艳丽绚烂。这位姑娘出嫁到夫家，定会婚姻美满又和顺。桃树长得枝繁叶茂，果实累累结满桃枝。这位姑娘出嫁到夫家，定会早生贵子绵延后嗣。桃树长得枝繁叶茂，桃叶葱翠又茂盛。这位姑娘出嫁到夫家，定会与家人相处融洽。

《诗经》里"灼灼其华"中的"华"就是桃花。

【入药部位】

桃花为蔷薇科植物桃或山桃的花。春季开花时采摘，阴干。

故事传说

　　"去年今日此门中，人面桃花相映红。人面不知何处去，桃花依旧笑春风。"这首《题都城南庄》讲述的应该是一个爱情故事。相传书生崔护聪明善良，英俊洒脱。那年他考进士落榜，失落苦闷，独自到城外踏青。他走到一个村庄，只见那里到处开满桃花，优美的景色让人心旷神怡。他感觉口渴，想讨口水喝，便上前敲一家农户的门，一个妙龄女子前来开门，崔护一见倾心。第二年，他又来到那个村庄，桃花依然迎风绽放，院子也还是那个院子，可是大门紧闭，当初那个少女不知道去哪里了。崔护很失望，在门上题写了这首《题都城南庄》。诗所呈现的美好回忆与现实的落差，凸显了失去后的失落与怅惘。"人面桃花"的典故也就这样流传下来，指女子娇美的容貌好似绽放的桃花般娇艳，后世也用来形容男女邂逅一见钟情，追忆往日的相思之情。

【性味与归经】

　　苦，平。归心、肝、大肠经。

【功能与主治】

　　利水，活血，通便。治水肿、脚气、痰饮、积滞、二便不利、经闭。

【营养价值】

　　桃花多糖具有免疫调节、抗肿瘤、降血糖、防治黑色素慢性沉积与清除自由基等生物学功效，在治疗面部黄褐斑、雀斑、黑斑、皮肤暗淡、粉刺等方面都有不错的效果。俗语有云"桃花令人好颜色"，是因为桃花可以扩张末梢毛细血管，对于改善循环，加强皮肤养分的供给有一定效果。桃花中丰富的植物蛋白质和氨基酸，也很容易被皮肤吸收，所以桃花可用于缓解皮肤干燥，对嫩肤和抗皱都有不错的效果。

【药膳举例】

1. 桃花白芷酒

原料： 桃花250克，白芷3克，白酒1000毫升。

做法： 将桃花、白芷用白酒密封浸泡30天以上即可。

功效及应用： 倒一些泡好的桃花白芷酒在掌心，双手搓揉至发热后涂于面部斑块处，治疗面部色素性疾病，如黄褐斑、面色晦暗、色素沉着等。外用涂擦的同时，每天早晚饮用桃花白芷酒15~30毫升，双管齐下效果更好。

2. 桃花羹

原料： 桃花20朵，糯米50克，粳米50克，红糖适量，枸杞适量。

做法： 桃花去柄，漂洗，浸泡30分钟。糯米、粳米混合，淘洗干净，浸泡2个小时。用砂锅盛米煮粥，先用大火煮开后转小火煮40分钟。将红糖、桃花加入，稍煮5分钟，再放入枸杞即可食用。

功效及应用： 桃花羹美容养颜，适合有血瘀病症的人食用，症见面色晦暗、月经夹杂血块、舌有紫斑、大便长期干结。桃花利下，月经期间需要暂停服用，月经量多的人不要服用。

3. 桃花茶

原料： 干桃花4克，冬瓜仁5克，白杨树皮3克。

做法： 把干桃花、冬瓜仁、白杨树皮加沸水冲泡，焖上10分钟左右便可饮用。

功效及应用： 祛斑养颜。推荐面部有黑斑、妊娠斑、老年斑等皮肤色素沉着的人服用。可以当作茶水每日饮用。

【温馨提示】

桃花活血化瘀，峻下利水，孕妇忌用，月经量过多者也不宜服用。

木瓜

MU GUA

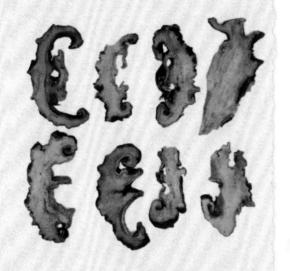

❖ 《诗经》出处 ❖

　　《诗经·国风·卫风·木瓜》："投我以木瓜，报之以琼琚。匪报也，永以为好也。投我以木桃，报之以琼瑶。匪报也，永以为好也。投我以木李，报之以琼玖。匪报也，永以为好也。"

译文：你赠送我木瓜，我回报你玉佩。这不是物质的答谢，而是珍重情意永久相好。你赠送我木桃，我回报你美玉。这不是物质的答谢，而是珍重情意永久相好。你赠送我木李，我回报你美石。这不是物质的答谢，而是珍重情意永久相好。

《诗经》里的"木瓜"就是中药木瓜。

【入药部位】

　　木瓜也叫皱皮木瓜、宣木瓜等，为蔷薇科植物贴梗海棠的干燥近成熟果实。夏、秋两季果实绿黄时采收，置沸水中烫至外皮灰白色，对半纵剖，晒干。

故事传说

　　相传曾经有个叫顾安中的人，他有个老毛病，路走多了双腿就会又肿又痛。他有一次出门在外，老毛病又犯了，只能坐船回家。行船路上，他一直踩在一包装满货物的袋子上歇息，下船时腿脚肿痛的症状竟然减轻了许多。顾安中十分惊奇，想到一路踩着的袋子，就向船家打听袋子里究竟装了什么。船家回答里面装的是木瓜。顾安中回家之后便去买了好些木瓜，将其切片装袋，每晚将袋子放在被窝里敷脚，同时还煎煮木瓜服用。没过多久，他这个多年的毛病竟然好了。一传十，十传百，从此大家都知道并开始用木瓜来治疗风湿痹痛。

【性味与归经】

　　酸，温。归肝、脾经。

【功能与主治】

　　舒筋活络，和胃化湿。用于湿痹拘挛，腰膝关节酸胀疼痛，暑湿吐泻，扭转痉挛痛，脚气水肿。

【营养价值】

　　中药木瓜含有三萜类、黄酮类化合物以及有机酸、氨基酸等多种成分，具有镇痛、抗炎、增强免疫、抗胃溃疡和肠损伤、抗肿瘤等药理作用。木瓜三萜和黄酮类化合物对多种细菌有明显抑制作用，有很好的抗菌消炎作用。

【药膳举例】

　　1. 木瓜汤

　　原料：鲜木瓜4个，蜂蜜1000克。

　　做法：将鲜木瓜隔水蒸熟，去皮，捣烂成泥状，加入蜂蜜搅拌均匀，放入瓷器内盛装。

　　功效及应用：通络止痛。适用于因湿热阻滞经脉引起的筋、肌疼痛。每天1~2匙，开水冲泡饮用即可。

2. 木瓜樱桃茶

原料： 木瓜片10克，鲜樱桃30克，绿茶适量，冰糖适量。

做法： 将木瓜片、鲜樱桃共同煎煮，取汁冲泡绿茶，加入冰糖服用。

功效及应用： 生津、强筋、祛风湿。

3. 木瓜粥

原料： 木瓜30克，桑枝15克，薏苡仁30克，粳米100克，红糖适量。

做法： 木瓜和桑枝加水煎煮，过滤残渣，取汁备用。把薏苡仁、粳米加入药汁中，小火熬粥，最后加入红糖溶化即可食用。

功效及应用： 用于小腿抽筋、脚气水肿。每天早晚服用，连服数日。

【温馨提示】

孟诜在《食疗本草》中曾告诫：木瓜"不可多食，损齿及骨"。腰膝无力、肾阴虚伤食、积滞多者也不适宜服用木瓜。

浙贝母

ZHE BEI MU

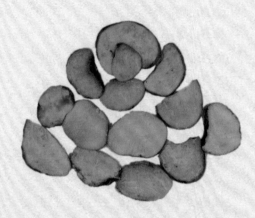

❋《诗经》出处 ❋

　　《诗经·国风·鄘风·载驰》："载驰载驱，归唁卫侯。驱马悠悠，言至于漕。大夫跋涉，我心则忧。既不我嘉，不能旋反。视尔不臧，我思不远。既不我嘉，不能旋济。视而不臧，我思不闷。陟彼阿丘，言采其蝱。女子善怀，亦各有行。许人尤之，众稚且狂。我行其野，芃芃其麦。控于大邦，谁因谁极？大夫君子，无我有尤。百尔所思，不如我所之。"

译文：快马加鞭赶路，回去吊唁卫侯。挥鞭赶马路途遥，眼看就将到漕地。许国大夫跋山涉水追上我，阻我前行令我心忧。既然不赞成我回卫国，我哪能即刻返回。看看你们如此不善良，我的乡思没有尽头。既然不赞成我回卫国，我哪能即刻渡河。看看你们如此不善良，我的乡思不能停止。登上高高的山丘，采集贝母治疗郁结之病。女子心善易感怀，心中自有我主张。许国大夫责怨我，实是幼稚且狂妄。我独自走在郊外，看到麦子生长茂盛。我想向大国寻求帮助，但谁才是凭杖，能为我们伸张正义！各位大夫君子，不要再责备我。纵使你们有百条计策，不如我亲自跑一趟。

《诗经》里的"蝱"就是贝母。

【入药部位】

浙贝母、川贝母、土贝母等均可入药，其中以浙贝母较为常用。该品为百合科植物浙贝母的干燥鳞茎。初夏植株枯萎时采挖，洗净。大小分开，大者除去芯芽，习称"大贝"；小者不去芯芽，习称"珠贝"。分别撞擦，除去外皮，拌以煅过的贝壳粉，吸去擦出的浆汁，干燥。或取鳞茎，大小分开，洗净，除去芯芽，趁鲜切成厚片，洗净，干燥，习称"浙贝片"。

故事传说

相传很久以前，有位贤惠美丽的女子，婚后与丈夫相亲相爱。美中不足的是她一直没有生育。一天，她正在暗暗垂泪，有个郎中正巧走过，得知此情，就给她把脉看病，并告诉她的丈夫："你夫人体内有痰结，导致不容易怀上孩子。我现在教你认识一种草药，只要每天煎汤服，保证她三个月后怀上孩子。"第二天，女子的丈夫就按照郎中的吩咐，每天上山挖取那种草药的地下茎，煎汤给妻子服用。一连服了三个月，女子果然怀了孕，顺利生下一个活泼可爱的孩子。全家人都高兴极了，邻居们也都纷纷打听那种草药的名称。因为这种药帮助母亲生了宝贝孩子，所以人们就叫它"贝母"。

【性味与归经】

苦，寒。归肺、心经。

【功能与主治】

清热、化痰、止咳，解毒、散结、消痈。用于风热咳嗽、痰火咳嗽、肺痈、乳痈、瘰疬、疮毒。

【营养价值】

浙贝母有效成分包括浙贝母碱、去氢浙贝母碱、贝母酵等。浙贝母碱和去氢浙贝母碱有镇咳、降压作用。浙贝母生物碱具有阿托品样作用，可使支气管松弛，有解痉作用。贝母碱与去氢浙贝母碱对心脏跳动有抑制作用，可使心律减慢、房室传导阻滞，因此，浙贝母可以平缓心律。

【药膳举例】

1. 浙贝蛋

原料：浙贝母2～3克，鸡蛋1个。

做法：把浙贝母研为细末；取鸡蛋1个洗净外壳，在其尖端剪一小孔，把浙贝粉由小孔放入，摇匀后以纸封闭小孔；放入蒸锅内，小孔一端朝上，蒸熟即可。

功效及应用：止咳平喘。适用于小儿百日咳。每日1～2次，每次1个，连用5～7天。

2. 浙贝杏仁粥

原料：浙贝母15克，菊花15克，杏仁15克，桑叶15克，白米适量。

做法：以上材料加适量清水，熬煮成粥即可。

功效及应用：清热化痰止咳，佐餐服用。

【温馨提示】

不宜与川乌、制川乌、草乌、制草乌、附子同用。

葛根

GE GEN

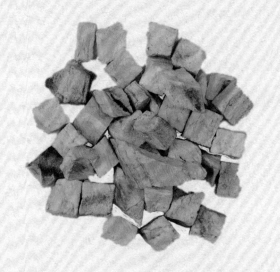

❀《诗经》出处❀

　　《诗经·国风·周南·葛覃》："葛之覃兮，施于中谷，维叶萋萋。黄鸟于飞，集于灌木，其鸣喈喈。葛之覃兮，施于中谷，维叶莫莫。是刈是濩，为絺为綌，服之无斁。言告师氏，言告言归。薄污我私，薄澣我衣。害澣害否？归宁父母。"

译文：葛草藤蔓长又长，蔓延生长山谷中，藤叶碧绿且繁盛。黄鹂自在飞又落，落在丛丛灌木上，歌声婉转又动听。葛草藤蔓长又长，蔓延生长山谷中，藤叶茂密且繁盛。割下煮熟制成线，织完细布织粗布，穿上葛衣心舒畅。回去告诉女师傅，我要回家看父母。洗去内衣的污垢，再把外衣洗干净。洗或不洗要分清，洗完回家看父母。

《诗经》里的"葛"就是葛草。

【入药部位】

葛根为豆科植物野葛的干燥根，习称野葛。秋、冬两季采挖，趁鲜切成厚片或小块；干燥。

故事传说

相传东晋升平年间（357—361），著名的道教理论家、医学家葛洪携弟子到抱朴峰结庐炼丹，清修行道。有两名弟子修行不深，感染丹毒，毒火攻心，出现了口臭牙痛、大便秘结、长红疹等症状。葛洪用了很多草药均无效。一天夜里，他梦见三清教祖为他指点迷津："此山深处长有一种青藤，根如白茹，渣似丝麻，榨出的白液清新中略带甘甜，可解丹毒。"第二天，葛洪只身进入大山深处，按照指引，找到大片青藤，选了一棵大藤将根刨出来。回来后他从根中挤出白浆，煮熟了让弟子服下。没几天，弟子的病全好了。青藤根能解毒治病的消息传开了，人们纷纷按葛洪的指点，挖青藤根解毒。此藤还可食用充饥，织布制衣，人们开始大量采种繁殖，一时间，青藤遍布大江南北。后来人们将这种青藤取名为"葛"，将葛的根块称为"葛根"。

【性味与归经】

甘、辛，凉。归脾、胃、肺经。

【功能与主治】

解肌退热，生津止渴，透疹，升阳止泻，通经活络，解酒毒。用于外感发热头痛、项背强痛、口渴、消渴、麻疹不透、热痢、泄泻、眩晕头痛、中风偏瘫、胸痹心痛、酒毒伤中。

【营养价值】

葛根的营养价值逐渐被人们发现，有了"南葛北参"的说法。葛根对几种疾病有比较好的预防和治疗作用：扩张血管，因为葛根总黄酮可改善心肌的氧代谢，对预防心肌缺血、心肌梗死、心律失常、高血压、动脉硬化等疾病有较好的效果；解肌发表，葛根丙酮提取物对发热、口渴、心烦不安等症状有良好的控制作用。降糖、降脂，葛根素具有明显的降低血糖的作用，对降低血清胆固醇、甘油三酯也有疗效，所以服用葛根对高血糖、高血脂病症有显著的疗效。

【药膳举例】

1. 葛粉桂花羹

原料：葛粉50克，桂花糖5克。

做法：先用适量凉开水调葛粉，再用沸水冲化葛粉成晶莹透明状，加入桂花糖调拌均匀即成。

功效及应用：此羹甘甜润口，气味芬芳，具有迟热生津，解肌发表的功效，适用于发热、口渴、心烦、口舌溃疡等病症。

2. 葛粉粥

原料：葛粉200克，粟米300克。

做法：用清水浸粟米一晚，第二天滤出，与葛粉同拌均匀，按常法煮粥，粥成后酌加调味品。

功效及应用：此粥软滑适口，清香沁脾，具有补养机体、时举阳气的功效，可用于防治心脑血管病症。高血压、糖尿病、腹泻、痢疾患者宜常食之。

3. 葛粉饭

原料：葛粉200克，凉粟米饭500克。

做法：先用开水将饭淋湿，加入葛粉拌匀，放入豆豉汁水适量，在旺火上煮熟，适当拌以调味品即可食用。

功效及应用：此饭具有清心醒脾、促进智力的作用，适用于精神恍惚、言语失常、记忆衰退等病症。

【温馨提示】

葛根老少皆宜，特别适于下列人群：高血压、高血脂、高血糖及偏头痛等心脑血管病患者，更年期妇女，易上火人群（包括孕妇和婴儿），长期饮酒者（减轻酒精对肝脏的损伤）。使用禁忌主要有以下两点：一是阴液亏少、上盛下虚、身体虚弱的患者不宜服用。二是葛根汤应用过程中一定要远离生冷、油腻的食物，喝酒、吸烟等不健康的饮食、生活习惯也都要杜绝。

栝楼

GUA LOU

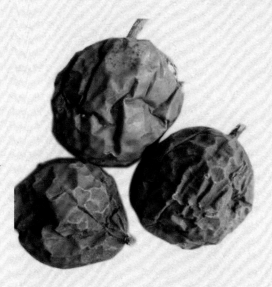

❖《诗经》出处 ❖

《诗经·国风·豳风·东山》："我徂东山，慆慆不归。我来自东，零雨其濛。果赢之实，亦施于宇。伊威在室，蟏蛸在户。町畽鹿场，熠耀宵行。不可畏也，伊可怀也。"

译文：我远征东山时日久，日日思家不能回。如今得从东边归，蒙蒙细雨下不停。栝楼藤上结果实，蔓延房前屋檐下。屋内潮湿生地虱，蜘蛛结网到处爬。屋旁空地野鹿停留，磷火流动闪耀黑夜。家园荒芜也不怕，我是那样怀念它。

《诗经》里的"果赢"就是栝楼。

【入药部位】

栝楼又名瓜蒌、地楼、全瓜蒌等。该品为葫芦科植物栝楼或双边栝楼的干燥成熟果实。秋季果实成熟时连果梗剪下，置通风处阴干。

故事传说

传说江南有座姑婆山，山上密林遮掩，常年云雾缭绕。山下有一个樵夫，有一次他进山砍柴，看到有个洞，便躺在洞外树荫下歇息。迷糊中，他听到了说话声，说洞里结了好大一对金瓜，而且只有在七月初七念口诀才能摘到金瓜。樵夫醒来后，觉得很神奇，决定试试。七月初七这天，他按照梦里的方法进到洞里，果然见一架碧绿的青藤上结有一对金瓜。他高兴地摘下金瓜带回家，到家才发现不过是两个普通的小圆瓜。过了一些日子，樵夫又上山砍柴，不由自主地又来到那个山洞外，又听到谈话，这才知道那是治疗咳嗽痰喘的良药，比金子还贵重。到家后他取出瓜子，种在院子里，后来结了很多的瓜。他摘下瓜晒干，给咳嗽痰喘的病人吃，很见效。之后，他每年栽种，送给患病的人，且分文不取。人们尊敬他，让他给这种瓜取个名字。他想，这种瓜的藤茎需要披架，在高处结瓜，就叫"瓜楼"吧。后来，"瓜楼"渐渐被写成了"瓜蒌"和"栝楼。"

【性味与归经】

甘、微苦，寒。归肺、胃、大肠经。

【功能与主治】

清热涤痰，宽胸散结，润燥滑肠。用于肺热咳嗽、痰浊黄稠、胸痹心痛、结胸痞满、乳痈、肺痈、肠痈、大便秘结。

【营养价值】

栝楼中的精氨酸、赖氨酸、丙氨酸、缬氨酸、异亮氨酸、亮氨酸等氨基酸成分能够促进细胞免疫功能的发挥，有利于减轻炎症、祛痰。栝楼中的豆甾烯醇等成分能够保护胃黏膜，减少胃酸分泌，抑制胃溃疡。栝楼中含有多种无机元素，其中的钾、钠、钙、镁、锌、铜等有助于清化热痰、抗菌消炎，其中的锰、钛等与增强免疫力有关。

【药膳举例】

1. 栝楼粥

原料： 栝楼15克，大米100克，白糖适量。

做法： 将栝楼择净，水煎取汁，加大米煮粥，待熟时调入白糖，再煮一二沸即成。

功效及应用： 清热化痰，利气宽胸，润肠通便，解毒散结。适用于肺热咳嗽、胸膈满闷、肠燥便秘及热毒蕴结所致的肺痈、肠痈、乳痈等。每日1剂，连续服用3~5日。

2. 栝楼饼

原料： 栝楼200克，小麦面粉750克，白砂糖75克。

做法： 栝楼洗净，去籽，放在锅内，加水少许，加白糖，以小火煨熬，拌成馅；取面粉加适量水，发酵后加面碱，揉成面片；把栝楼夹在面片中制成面饼，烙熟或蒸熟。

功效及应用： 具有养心益肾、健脾厚肠、除热止渴的功效，主治脏躁、烦热、消渴、泻痢、痈肿、外伤出血及烫伤等。佐餐或随意服用。

【温馨提示】

不宜与川乌、制川乌、草乌、制草乌、附子同用。

苍耳

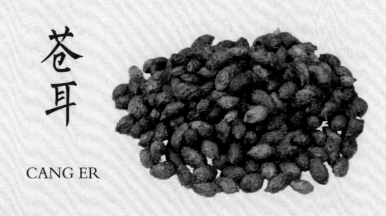

CANG ER

❧《诗经》出处 ❧

《诗经·国风·周南·卷耳》："采采卷耳，不盈顷筐。嗟我怀人，寘彼周行。陟彼崔嵬，我马虺隤。我姑酌彼金罍，维以不永怀。陟彼高冈，我马玄黄。我姑酌彼兕觥，维以不永伤。陟彼砠矣，我马瘏矣，我仆痡矣，云何吁矣。"

译文：采啊采啊采卷耳啊，怎么都采不满浅浅一筐。我心中思念远行人，竹筐弃在大路旁。我想登上那高山，马儿疲惫又无力。姑且斟满铜酒杯，让我暂抛哀与愁。我想登上那山脊，马儿病弱而发黄。姑且斟满牛角杯，让我暂抛哀与愁。我想登上那山岗，马儿病弱不能行，仆人精疲力又竭，忧伤叹气能奈何！

《诗经》里的"卷耳"就是苍耳。

【入药部位】

苍耳又名苍耳子、老苍子、苍子、苍刺头、毛苍子等。该品为菊科植物苍耳干燥成熟带总苞的果实。秋季果实成熟时采收，干燥，除去梗、叶等杂质。

故事传说

传说我国古代著名的医药学家李时珍与苍耳有些缘分。一次，李时珍离家很久，妻子传来书信，其信颇有巧思。信上写道："槟榔一去，已过半夏，岂不当归耶？谁使君子，效寄生草缠绕他枝，令故园芍药花无主矣。妾仰观天南星，下视忍冬藤，盼不见白芷书，茹不尽黄连苦！古诗云：豆蔻不消心上恨，丁香空结雨中愁。奈何！奈何！"李时珍回信说："红娘子一别，桂枝香已凋谢矣！几思菊花茂盛，欲归紫菀。奈何常山路远，滑石难行，姑待从容耳！卿勿使急性子，骂我曰苍耳子。明春红花开时，吾与马勃、杜仲结伴返乡，至时有金银花相赠也。"

【性味与归经】

辛、苦，温；有毒。归肺经。

【功能与主治】

发散风寒，通鼻窍，祛风湿，止痛。用于风寒感冒、鼻渊、风湿痹痛、风疹瘙痒等症。

【营养价值】

苍耳子所含白色结晶性糖苷可使正常血糖下降；煎剂有镇咳作用。苍耳子提取物制成的酊剂有呼吸兴奋作用，大剂量应用则有抑制呼吸作用。苍耳子所含的二萜羟酸苍术糖苷有抗炎作用；煎剂在体外对金黄色葡萄球菌有抑制作用，其丙酮或乙醇提取物在体外对红色毛癣菌也有抑制作用。

苍耳子有毒，从脱脂部分制得的水浸剂毒性很大。经高热处理后，如炒焦炭化，其毒性可被破坏。

【药膳举例】

1.苍耳子油剂

原料：苍耳子30~40个，麻油100克。

做法：把苍耳子轻轻捶破，加麻油文火煮开，捞去苍耳子；冷却后将苍耳子油倒入清洁不透光的容器中密闭备用。用时以棉签饱蘸药油涂鼻腔。每日2~3次，2周为一疗程。

功效及应用：发散风寒，通鼻窍，治疗慢性鼻炎。

2.脚癣洗液

原料：苍耳子30克，明矾、蛇床子、苦参、黄柏各15克。

做法：以上5味药加饮用水3000毫升，煎煮沸腾30~40分钟，去除药渣，稍温后浸泡患处。每天1~2次，14天为一个疗程。

功效及应用：治疗风疹瘙痒、脚癣。

【温馨提示】

苍耳子有毒，只能作为药材使用，并要严格规范加工，遵循去刺原则。服用苍耳子，有生用的，有炒熟或者煮熟用的，也有水煮后喝汤的。煎服时一般用3~10克，不可多用，否则容易中毒；血虚头痛不宜服用。

芍药

SHAO YAO

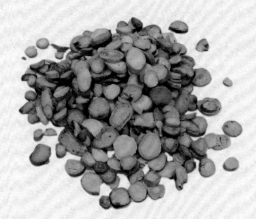

❁ 《诗经》出处 ❁

《诗经·国风·郑风·溱洧》："溱与洧，方涣涣兮。士与女，方秉蕳兮。女曰：'观乎？'士曰：'既且。''且往观乎！洧之外，洵订且乐。'维士与女，伊其相谑，赠之以勺药。溱与洧，浏其清矣。士与女，殷其盈矣。女曰：'观乎？'士曰：'既且。''且往观乎！洧之外，洵订且乐。'维士与女，伊其将谑，赠之以勺药。"

译文：溱水洧水，湍湍而流。青年男女春游忙，手持兰草喜洋洋。姑娘说："我们去看看？"男子说："那里我去过。"姑娘说："再一同去看看吧！洧水那边宽敞又热闹。"男子姑娘结伴行，相互调笑去游玩，赠送芍药表心意。溱水洧水，碧波荡漾。青年男女春游忙，游人如织闹哄哄。姑娘说："我们去看看？"男子说："那里我去过。"姑娘说："再一同去看看吧！洧水那边宽敞又热闹。"男子姑娘结伴行，相互调笑去游玩，赠送芍药勿相忘。

《诗经》里的"勺药"就是芍药。

【入药部位】

芍药为芍药科植物芍药的干燥根。夏、秋两季采挖，洗净，除去头尾和细根，置沸水中煮后除去外皮或去皮后再煮，晒干。

故事传说

东汉神医华佗在尝芍药的叶、茎、花之后，觉得它很平常，没有什么药性，就没有用它来治病。一天夜里，华佗突然听到屋外有女子的哭声，抬头见窗外有一女子，似在哭泣。华佗感到奇怪，走向屋外察看，但不见人影，只见到那棵芍药。他心里一惊：难道它就是刚才那个女子？他看了看芍药花，说道："你全身上下无奇特之处。怎能让你入药？"转身又回屋去了。谁知刚坐下，华佗又听见女子的啼哭声，出去看时还是只见那棵芍药。一连反复几次，都是如此。华佗觉得奇怪，喊醒妻子诉说此事。妻子说："这里的花草到你手里都成了良药，也许这芍药确实有它的用处，不要委屈了它才好。"事隔几日，华夫人血崩腹痛，用遍诸药皆无疗效。她尝试着挖起芍药根煎水喝，不过半日便痊愈。她把此事告诉了丈夫。后来，华佗对芍药做了细致的试验，发现它不但可以止血、活血，还有镇痛、滋补、调经的功用。

【性味与归经】

味苦、酸，性微寒。归肝、脾经。

【功能与主治】

养血调经，敛阴止汗，柔肝止痛，平抑肝阳。用于血虚萎黄、月经不调、自汗、盗汗、胁痛、腹痛、四肢挛痛、头痛眩晕。

【营养价值】

芍药的生物活性物质丰富，应用较为广泛。野生品种与栽培品种药效相似，对中枢神经有抑制作用，可解热降温，镇静催眠；具有解痉、抗炎、抗溃、增强细胞免疫和体液免疫、扩张血管、增加血流量、抗缺氧、降血压、抑制血小板凝集、抗菌、保肝、抗肿瘤、抑制肥大细胞组胺释放、抑制神经肌肉接头去极化等作用。

【药膳举例】

1.三白茶饮

原料：芍药、白术、茯苓各5克，甘草2克。

做法：将芍药、白术、茯苓和甘草分别研成粗粉末，混合均匀后装入杯中用沸水冲泡，当茶饮，适量。

功效及应用：治疗伤寒虚烦，可以补气益血、美白润肤。药理研究也证明芍药有清除自由基、抗氧化的作用；白术、茯苓可以增强免疫、扩张血管；甘草有免疫调节作用。

2.芍药炖猪肘

原料：芍药25克，猪肘500克，料酒、食盐、味精、姜片、葱段适量。

做法：将以上原料按常法入锅炖熟就可以。

功效及应用：活血凉血，消肿止疼，柔肝养血，用于治疗月经不调、崩漏带下、阴虚发热等症。

3.芍药酸枣仁煲鸡汤

原料：芍药10克，酸枣仁20克，大枣10克，老母鸡1只，盐5克。

做法：将芍药、酸枣仁、大枣洗净备用；老母鸡洗净，切大块，放入沸水中焯熟，盛出沥水备用。将2000毫升饮用水放入瓦煲内，煮沸后加入芍药、酸枣仁、大枣、老母鸡。武火煲沸后改用文火煲3小时，加盐调味即可。

功效及应用：芍药平抑肝阳、养血调经、敛阴止汗，适用于阴虚血热者，酸枣仁具有益肝、安神、敛汗的功效，两者合用，起到养血安心的作用，对于血虚所致的失眠有效果。

【温馨提示】

芍药性寒，吃多会引起腹泻。小儿麻疹期间忌食芍药。孕妇忌用，芍药会引起子宫收缩，孕妇服用芍药容易出现早产。芍药不宜与藜芦同用。

艾叶

AI YE

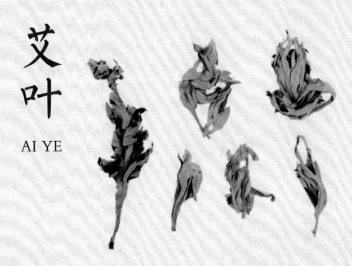

※《诗经》出处 ※

《诗经·国风·王风·采葛》："彼采葛兮，一日不见，如三月兮。彼采萧兮，一日不见，如三秋兮。彼采艾兮，一日不见，如三岁兮。"

译文：那位采葛的姑娘啊，我一天见不到她，就好像隔了三月之久。那位采萧的姑娘啊，我一天见不到她，就好像隔了三秋之久。那位采艾的姑娘啊，我一天见不到她，就好像隔了三年之久。

《诗经》里的"艾"就是艾叶。

【入药部位】

艾叶又名艾蒿、香艾等。该品为菊科植物艾的干燥叶，夏季花未开时采摘，除去杂质，晒干。

故事传说

相传唐代有一位叫崔炜的穷书生。一天，他在大街上看到一位身无分文的老奶奶不小心碰倒了街边饮酒人的酒壶，饮酒人怒斥老奶奶并要求赔付酒钱。崔炜见状，上前脱下自己仅有的衣裳，帮老奶奶偿还酒钱。谁知崔炜赔付完转头一看，老奶奶竟然消失了。他当时也没有多想，拍拍身上的尘土便转身离去。夜间，崔炜梦到一条青蛇向他道谢，并告知几日后会有一大户人家千金罹患顽疾，用艾叶敷于患处便可痊愈。果然几日后，县城一大户人家贴出告示，称府中千金身患顽疾，若有贤能将其治愈，便可娶之。崔炜想起前日之梦，便带上艾叶前去医治。岂料果如青蛇所言，在经过艾叶敷疗几日之后，千金痊愈了。老爷甚是欣喜，便将女儿嫁给了崔炜。一传十、十传百，艾叶的疗效逐渐被更多的人知晓。

【性味与归经】

辛、苦，温；有小毒。归肝、脾、肾经。

【功能与主治】

温经止血，散寒止痛；外用祛湿止痒。用于吐血、衄血、崩漏、月经过多、胎漏下血、少腹冷痛、经寒不调、宫冷不孕；外治皮肤瘙痒。醋艾炭温经止血，用于虚寒性出血。

【营养价值】

艾叶中含有大量挥发性艾叶油，其成分包括 α-侧柏酮、反式香苇醇、α-松油醇等，是一味非常重要的温经止血药，对于虚寒性出血一类的疾病有很好的疗效。艾叶还可散寒止痛，对月经不调、痛经等妇科疾病也有一定功效。将艾叶熬煮后外用于皮肤瘙痒处，可起到祛湿止痒的作用。另外，艾叶属于纯阳之物，以艾灸火，有通经活络、祛除阴寒、消肿散结、回阳救逆等作用。端午佳节正值寒阳交换之季，民间有插艾叶的习俗，据说可辟邪消灾、驱赶蚊虫、招纳百福。

【药膳举例】

1.艾叶母鸡汤

原料： 艾叶15克，老母鸡一只，生姜、葱白适量。

做法： 先将老母鸡洗净，切成小块备用；将生姜切片；艾叶洗净，择小。在锅中加入适量清水，将切块的母鸡与生姜、葱白、艾叶共同熬煮，加入适量食盐调味即可。

功效及应用： 补气摄血，健脾安心，适用于体虚不能摄血而导致的月经过多、心悸怔忡、失眠多梦、少腹冷痛等症。高汤每日可分3～5剂食用，月经期可连续服用2～3剂。

2.艾叶薏仁粥

原料： 艾叶15克，薏苡仁100克，鸡蛋2个。

做法： 将艾叶洗净，放入锅中加适量清水煮沸。将艾叶捞出，放入薏苡仁，以艾水煮粥，煮至七八成熟后放入打散的鸡蛋，搅匀，继续熬煮至全熟。

功效及应用： 祛除体内湿气，舒筋健脾，清热祛痹，尤其适合夏日食用，对于体内湿气较重者有较好疗效。每次食用1碗，一日两次为宜。

【温馨提示】

艾叶气味芳香，形色可玩，但作为一味中药，有一定的禁忌证。艾叶属阳草，阴虚体质者容易上火，如经常食用艾叶，会导致阴虚更加严重；肝火旺盛者如用艾叶泡脚，或饮用艾水、接受艾灸，会导致火气更旺，不利于健康。另外，艾叶中的艾叶油会与酒精发生不良反应，故长期饮酒之人不宜用艾叶进行治疗。艾叶油具有挥发性，使用过多会致反应迟钝，影响神经中枢。失血症患者禁止服用艾叶。

益母草

YI MU CAO

❖《诗经》出处 ❖

　　《诗经·国风·王风·中谷有蓷》："中谷有蓷，暵其干矣。有女仳离，嘅其叹矣。嘅其叹矣，遇人之艰难矣！中谷有蓷，暵其脩矣。有女仳离，条其啸矣。条其啸矣，遇人之不淑矣！中谷有蓷，暵其湿矣。有女仳离，啜其泣矣。啜其泣矣，何嗟及矣！"

译文：山谷中的益母草，天旱无雨将枯黄。有位女子遭抛弃，心中苦恼唉声叹。心中苦恼唉声叹，嫁人艰难无人知！山谷中的益母草，天旱无雨将枯萎。有位女子遭抛弃，心中怨愤悲声号。心中怨愤悲声号，嫁了恶人无人晓！山谷中的益母草，天旱无雨将枯焦。有位女子遭抛弃，抽噎哭泣泪涟涟。抽噎哭泣泪涟涟，后悔莫及空留恨。
《诗经》里的"蓷"就是益母草。

【入药部位】

益母草又名益母蒿、坤草、茺蔚等。该品为唇形科植物益母草的新鲜或干燥地上部分。鲜品春季幼苗期至初夏花前期采割；干品夏季茎叶茂盛、花未开或初开时采割，晒干或切段晒干。

故事传说

相传在一座大山脚下住着一位叫秀娘的女子。秀娘心地善良，在结婚后不久便有了身孕。这天，秀娘正坐在屋外刺绣，突然看见远方跑来一只黄麂，一瘸一拐，身后有猎人在追赶。黄麂恳求秀娘救自己一命。秀娘灵机一动，让黄麂钻入自己凳下，用围裙遮之。不一会儿，猎人追过来问秀娘有没有看见一只受伤的黄麂，秀娘往西指了指说："往那个方向跑了。"猎人走后，秀娘叫出黄麂，告之其向东逃跑，黄麂叩谢后离去。翌日，秀娘临盆难产，产婆束手无策。正当众人焦急之时，一只黄麂口衔一株香草前来。秀娘定睛一看，正是自己救过的那一只，于是吩咐郎君将黄麂口中的香草拿去煎药。在服下香草煎制的汤药后，秀娘疼痛停止，浑身舒畅，不久便顺利产下胎儿，全家欢喜不已。后来，秀娘在自家门前种起了这种香草，并专门给产妇服用，起名为"益母草"。

【性味与归经】

苦、辛，微寒。归肝、心包、膀胱经。

【功能与主治】

活血调经，利尿消肿，清热解毒。用于月经不调、痛经经闭、恶露不尽、水肿尿少、疮疡肿毒。

【营养价值】

益母草中含有丰富的益母草碱。益母草碱不仅可以保护子宫，还能兴奋子宫、增强子宫的收缩能力，所以益母草在妇科上是一味比较受青睐的中药。益母草对于月经不调之症具有一定的调节、改善作用，在经期来临前几天服用益母草，能够有效缓解月经结块或者痛经症状。益母草中还富含碳水化合物和蛋白质，适量服用能够提升机体免疫力，促进新陈代谢。

【药膳举例】

1.益母草煎鸡蛋

原料： 鲜益母草30～50克，鸡蛋2～3个，香油，食盐。

做法： 切除益母草根部，洗净后切碎，放入锅中炒至七成熟，盛出备用。将鸡蛋打散调均，再将炒好的益母草放入蛋液中，加适量食盐搅匀。在锅中放入适量香油，倒入混匀的蛋液，煎至两面金黄即可。

功效及应用： 可调女人经血，对血脉不通、阻滞、痛经有一定功效。鸡蛋中富含蛋白质、维生素，与益母草合用可增加人体营养，增强抵抗力。每日1餐。

2.益母草生姜茶

原料： 益母草20克，生姜15克。

做法： 将益母草去根洗净，生姜洗净切片。在锅中加入适当清水，放入益母草和生姜煎煮，大火煮至沸腾后调小火继续煎煮20分钟，沥出药渣，饮用药液。

功效及应用： 可驱除体内风寒，解表排汗，排瘀止痛，温暖身骨，对手脚冰凉有一定功效，还可预防感冒。每日2剂，连服3日。

【温馨提示】

益母草虽好，但也不可随意服用。月经期的女性、胎儿不足月的孕妇、无淤滞的人都是禁用的。另外，"是药三分毒"，益母草是具有微毒性的，若无对应病症，不建议随意使用。

远志

YUAN ZHI

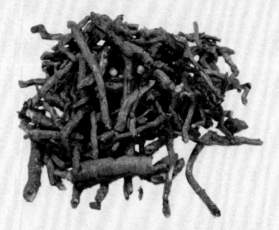

❀《诗经》出处 ❀

《诗经·国风·豳风·七月》："四月秀葽,五月鸣蜩。八月其获,十月陨萚。一之日于貉,取彼狐狸,为公子裘。二之日其同,载缵武功。言私其豵,献豣于公。"

译文:四月远志结实,五月知了鸣叫。八月收割庄稼,十月草木凋零。十一月上山猎貉,猎取狐狸好皮毛,送给贵人做皮袄。十二月猎人会和,继续操练武功。猎到小兽自己吃,猎到大的献公家。

《诗经》里的"葽"就是远志。

【入药部位】

远志又名小草、细草、线儿茶、小草根、神砂草等。该品为远志科植物远志或卵叶远志的干燥根。春、秋两季采挖,除去须根和泥沙,晒干。

故事传说

相传农业始祖后稷一直跟随大禹治水，由于双腿长期在水中浸泡，后稷的腿部皮肉腐烂，疼痛难忍，行动不便。其母姜嫄看在眼里，痛在心中，多方打听后得知华山上有一种小草可以治疗水疾。姜嫄救子心切，立即去寻找这种小草，历经生死考验，终于在华山悬崖峭壁上找到这种小草。姜嫄回家后精心给后稷煎熬这种草药，后稷服用不到一个月，腿上的水疾竟然痊愈了，连疤痕都没留下。人们为了感念姜嫄和后稷在远古农业发展上的丰功伟绩，就将这种草药叫作"嫄志"。后来，可能因为"嫄"字生僻，不利于日常使用，人们逐渐将"嫄志"改写为"远志"。

【性味与归经】

苦、辛，温。归心、肾、肺经。

【功能与主治】

安神益智，交通心肾，祛痰，消肿。用于心肾不交引起的失眠多梦、健忘惊悸、神志恍惚、咳痰不爽、疮疡肿毒、乳房肿痛。

【营养价值】

远志含皂苷，水解后可分离得到远志皂苷元A、远志皂苷元B。远志还含远志酮、生物碱、糖及糖苷、远志醇、细叶远志定碱、脂肪油、树脂等成分。全远志有镇静、催眠及改善认知障碍、提高学习记忆能力、抗衰老、保护神经、抗抑郁、抗惊厥作用。远志皂苷有祛痰、镇咳、降压作用。煎剂对大鼠和小鼠离体之未孕及已孕子宫均有兴奋作用。乙醇浸液在体外对革兰氏阳性菌及痢疾杆菌、伤寒杆菌、人型结核杆菌均有明显抑制作用。煎剂及水溶性提取物分别具有抗衰老、抗突变、抗癌等作用。远志皂苷有溶血作用。

【药膳举例】

1.远志枣仁粥

原料： 远志肉10克，酸枣仁10克，粳米50克。

做法： 将远志、酸枣仁、粳米洗净，先将粳米放入砂锅中，加入适量清水，大火煮沸，然后将远志、酸枣仁放入锅中，小火煮至粥熟即成。根据个人喜好可加入冰糖调味，晚间睡前服食，连续服用5日。

功效及应用： 滋阴、养血、安神。适用于心悸、失眠者。

2.远志当归酒

原料： 远志肉100克，全当归100克，甜酒1500克。

做法： 将当归与远志洗净，用纱布封好，加入酒浸泡，密封存放1周左右可开封，去渣备用。每晚温饮30毫升左右，长期坚持饮用。酒用尽，依法再制。功能是活血通经，调和气血。

功效及应用： 适用于妇女月经不调或气血不足，宫寒不孕。

【温馨提示】

心肾有火、阴虚阳亢者忌服远志。远志使用剂量过大易致胃部不适，胃炎及胃溃疡患者慎用。

郁李仁

YU LI REN

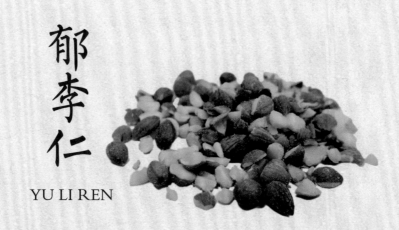

❦ 《诗经》出处 ❦

《诗经·雅·小雅·常棣》："常棣之华，鄂不韡韡。凡今之人，莫如兄弟。"

译文：棠棣的花，花萼相互承接，多么鲜艳润泽。如今人与人之间的感情啊，都不如兄弟之间情谊深厚。

《诗经》里的"常棣"就是郁李。

【入药部位】

郁李仁又名郁子、李仁肉、小李仁、爵李、雀李、郁核等。该品为蔷薇科植物欧李、郁李或长柄扁桃的干燥成熟种子。前两种习称"小李仁"，后一种习称"大李仁"。夏、秋两季采收成熟果实，除去果肉和核壳，取出种子，干燥。

故事传说

相传扬州失守，康王赵构在逃难的路上来到净湘禅寺。刚到寺前，他就闻到一股浓郁的香味从围墙里飘出来。康王顺着香味看去，只见墙头伸出一截树枝，上面结着紫红色的佳果，让人垂涎欲滴。这果正是闻名天下的禾城檇李。康王进寺想讨檇李吃，发现法师正在砍檇李树。康王觉得这么好的檇李树被砍倒太可惜了，于是劝阻法师。法师却回答："江山都舍得割掉，我何苦来怜惜一棵树！"这回答让康王无言以对。在交流后，法师知道了康王的身份和逃难的经历，甚是自责，摘下四枚檇李敬献给康王，以表四方佛门弟子一番心意，愿康王抗金复国，重整河山！

檇李是李子的一个品种，果皮鲜红、汁多味甜，古时为宫廷贡品，其核仁去壳干燥后便是中药郁李仁。

【性味与归经】

辛、苦、甘，平。归脾、大肠、小肠经。

【功能与主治】

润肠通便，下气利水。用于津枯肠燥、食积气滞、腹胀便秘、水肿、脚气、小便不利。

【营养价值】

郁李仁中所含黄酮类、脂肪酸类成分具有较好的润燥滑肠作用，也具抗炎、镇痛、抗氧化、抗衰老、抗肿瘤、抗惊厥、降血压、抗动脉粥样硬化和镇咳等作用。药理学研究表明，郁李仁能够用于治疗便秘、水肿、呼吸道疾病等。郁李仁中的油脂类含量较高，其中不饱和脂肪酸含量达90%以上。郁李仁中不饱和脂肪酸主要为油酸和亚油酸。油酸易被人体吸收，能够阻止氧化自由基对人体血管及组分的危害，减少血管疾病的发生，同时还具有促进消化、促进骨骼和神经系统发育等作用。亚油酸为合成细胞膜的必要成分，也是合成前列腺素的基础物质，对于心血管疾病有一定的辅助治疗作用。

【药膳举例】

1. 郁李仁粥

原料： 郁李仁10克，粳米50克。

做法： 先将郁李仁洗净、捣烂放入砂锅中，加入适量清水研磨，用文火煎煮后滤弃残渣，然后加入淘洗干净的粳米及500毫升水，一同煮为稀粥。可随个人喜好加入适量蜂蜜。

功效及应用： 促进胃肠蠕动，对胃病、便秘、痔疮等疗效好。具有提高人体免疫功能、促进血液循环、改善便秘及抗氧化、抗衰老等功效。每天1剂，分数次服用。

2. 郁李仁赤小豆粥

原料： 郁李仁10克，粳米50克，赤小豆10克，冰糖适量。

做法： 将郁李仁研磨成粉备用；粳米淘洗干净，赤小豆洗净，一同放入锅中，加水500毫升，大火煮开；加入郁李仁粉，随即调为文火煮30分钟；加入冰糖调味即成。

功效及应用： 润肠通便，利水消肿，适用于津枯肠燥、食积气滞、水肿、脚气、小便不利等症。每日1剂，可分3次食完，连续服用3日。

【温馨提示】

关于郁李仁，《神农本草经疏》中记载："津液不足者，慎勿轻用。"《得配本草》中也记载："大便不实者禁用。"另外尤其需要注意的是，孕妇慎服。

白茅根

BAI MAO GEN

❧《诗经》出处❧

《诗经·国风·召南·野有死麕》："野有死麕，白茅包之。有女怀春，吉士诱之。林有朴樕，野有死鹿。白茅纯束，有女如玉。舒而脱脱兮，无感我帨兮，无使尨也吠。"

译文：野地里死了一头獐子，用白茅把它包裹起来。少女思嫁心慌乱，男子妙计引相思。森林中有灌木丛，野地里有死去的獐子，用白茅把它捆住，送给如玉般漂亮的女子。慢慢地不要慌张，不要碰到我的佩巾，要是有了声响，狗会叫唤惊动人。

《诗经》里的"白茅"就是白茅。

【入药部位】

白茅根又名白花茅根、茅柴根、白毛菅等。该品为禾本科植物白茅的干燥根茎。春、秋两季采挖，洗净，晒干，除去须根和膜质叶鞘，捆成小把。

故事传说

相传东汉时期，在现今河南洛阳一带因连年干旱闹了饥荒，流行一种瘟疫，病死率极高。张仲景得知后便来到洛阳一带给人们看病。一天早上天刚亮，一个叫李生的来找张仲景看病。张仲景仔细看完后发现这个李生根本没生病。李生跟张仲景哭诉，自己父母双亡，现在地主又来逼债，跪求神医开剂灵丹妙药来医治他的"穷病"。张仲景沉思良久，给了李生一个药方：白茅根洗净晒干，塞满房屋。原来白茅根有清伏热、消瘀血、利小便的功能，正是治疗这次瘟疫的良药。李生刚按药方晒了一些药，白茅根就成了奇缺药材，药铺断了货。张仲景师徒就介绍人们去李生那里购买。这场瘟疫过去后，李生按照张仲景的方子带领穷苦的乡亲们赚了一笔钱，过上了安稳的日子。

【性味与归经】

甘，寒。归肺、胃、膀胱经。

【功能与主治】

凉血止血，清热利尿。用于血热吐血、衄血、尿血、热病烦渴、湿热黄疸、水肿尿少、热淋涩痛。

【营养价值】

白茅根化学成分主要为糖类、苯丙酸类、有机酸类、黄酮类等。白茅根中的多糖物质具有治疗糖尿病、高血脂的作用，其中的特征成分苯丙酸具有抑菌、抗炎作用。服用白茅根可有效缓解肛瘘术后临床症状，促进创面愈合，减轻炎症反应。另外，白茅根还具有保护肝脏、调节免疫功能以及抗癌等功效。

【药膳举例】

1. 白茅根玉米须药茶

原料：白茅根10克，玉米须20克，厚朴花2克。

做法：将白茅根、玉米须、厚朴花全部剪碎，加入清水500毫升，用大火煮开即可。

功效及应用：水肿患者往往因为外感风邪、水湿或饮食不节、久病劳倦而导致肺、脾、肾三脏功能受阻，致使水液代谢障碍，水留在体内排不出，泛溢至肌肤，引起头面、眼睑、四肢、腹背甚至全身水肿。此药茶具有消肿功效，每天1剂，随意饮用。

2.茅根桑菊薄荷饮

原料：桑叶10克，菊花10克，白茅根10克，薄荷10克。

做法：分别去除桑叶、菊花、白茅根和薄荷中的杂物，用清水洗净，沥干水，一起放茶壶内，用沸水泡10～15分钟即成。代茶随时饮用。

功效及应用：疏风解表，清热泻火。用于风热感冒及结膜炎的防治。

【温馨提示】

脾胃虚寒，平日小便多而口不渴者不宜服用。因寒发哕，中寒呕吐，湿痰停饮发热者忌服。虚寒所致出血、呕血者及素体阳虚寒盛者忌用。白茅根忌犯铁器，因此不要用铁器装白茅根汤。

茜草

QIAN CAO

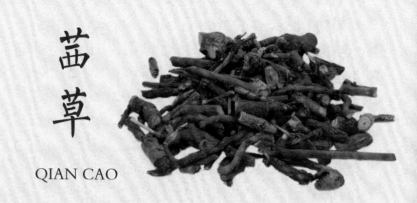

❖《诗经》出处 ❖

《诗经·国风·郑风·东门之墠》："东门之墠，茹藘在阪。其室则迩，其人甚远。东门之栗，有践家室。岂不尔思？子不我即。"

译文：东门外的空地上，茜草长满斜坡。他的家距离我很近，他却离我很远。东门外的栗树下，房屋整齐排列。谁说我不想念你？只是你不肯来找我。

《诗经》里的"茹藘"就是茜草。

【入药部位】

茜草，别名蒨草、血见愁、地苏木、活血丹、土丹参、红内消等。该品为茜草科植物茜草的干燥根和根茎。春、秋两季采挖，除去泥沙，干燥。

旧时长安城有家名叫"有家药铺"的药店，每天专卖熬好的治疗日常疾病的中药汤剂，附近的居民患病时常来他家买药喝，药效甚好。一日，有位秀才流鼻血，用了多种方法都没有效果，有人建议他去"有家药铺"买药。随从到达店里时，掌柜却告知汤药已售罄。随从很是着急，这时掌柜想起了开染坊的邻居止鼻血的经历。掌柜拿着药罐来到邻居家，取了一罐刚熬好的染布水交给仆人。秀才服下一炷香后，鼻血居然止住了。秀才非常高兴，心中感激，无以言表，问药铺掌柜所用何药。掌柜直言："此为茜草根熬制而成，日常染布使用的，没想到还有止血的功用。"秀才听罢，连声说"妙！妙！妙！"此后，"有家药铺"又多了一剂日常疗疾的汤药。

【性味与归经】

苦，寒。归肝经。

【功能与主治】

凉血，祛瘀，止血，通经。用于吐血、衄血、崩漏、外伤出血、瘀阻经闭、关节痹痛、跌扑肿痛。

【营养价值】

茜草有效化学成分很多，主要有蒽醌类、萘醌类化合物，以及环己肽类、萜类、多糖类和微量元素（镁、铁、锌、锰、铬、镉、砹、铅、钙、砷）等。其药理活性强，有止血、抗肿瘤、抗氧化、抗炎、抗菌、升高白细胞计数及免疫调节等作用。其中，茜草双酯对因放疗、化疗引起的白细胞降低有良好的防治效果。此外，茜草还具有一定的护肝、抗过敏、保护神经作用。

【药膳举例】

1. 紫海茶

原料： 紫草2克，海螵蛸3克，茜草3克，甘草3克，绿茶3克。

做法： 将紫草、海螵蛸、茜草用450毫升水浸泡30分钟，大火煮沸后转小火煎煮，保持微沸状态煎煮15分钟；取汁300毫升，趁热冲泡甘草、绿茶5～10分钟后饮用，冲饮至味淡。

功效及应用： 清热、凉血、消斑。用于治疗血小板减少性紫癜。

2. 茜草藕节汤

原料： 茜草20克，生藕节40克。

做法： 将茜草、生藕节洗净放入药罐中，加水800毫升，浸泡30分钟，大火煮沸后转小火继续煎煮20分钟，滤出汁液；往药罐中加入600毫升水，大火煮沸转小火煎煮15分钟，滤出汁液；两道汁液混匀，分次服用。

功效及应用： 该品具有清热凉血、化瘀止血的功效，用于上消化道出血引起的呕血。临床表现为呕血，色泽紫黯，夹有血块；胃脘灼痛，痛有定处，不喜欢按压，口干口臭，喜欢喝冷饮，便秘等。

【温馨提示】

中药茜草无毒性，但其性质寒凉，因此脾胃虚寒以及无瘀滞者不宜服用，血虚发热者严禁服用。另外，如果有出血症状并伴有拉肚子、不思饮食的症状，也禁用茜草止血。

荷叶

HE YE

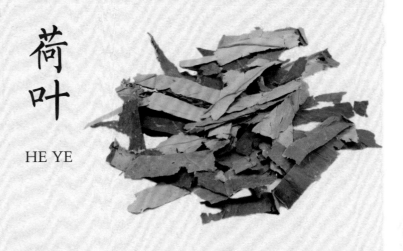

❀《诗经》出处 ❀

《诗经·国风·郑风·山有扶苏》："山有扶苏，隰有荷华。不见子都，乃见狂且。山有桥松，隰有游龙。不见子充，乃见狡童。"

译文：山上有扶苏，水中有荷花。没有见到美男子，反而碰到一个轻狂之徒。山上有乔松，水中有水荭。没有见到好男儿，反而碰到一个狡狯少年。

《诗经》里的"荷华"就是荷花。

【入药部位】

荷叶又名莲、藕叶。该品为莲科植物莲的干燥叶。夏、秋两季采收，晒至七八成干时除去叶柄，折成半圆形或折扇形，干燥。

故事传说

　　远古时期，老百姓都是采食野生的瓜果、菌类，生吃肉类获取能量的，食物极其粗糙，经常有人因此中毒或生病死亡，人均寿命非常短。炎帝神农氏为了让百姓延年益寿，跋山涉水，尝遍百草，宣药疗疾。相传，神农氏在野外寻找和采集草药时，来到一低洼处，一不小心摔了一跤，受了伤。烈日当空，他当时又渴又累，来到溪边想喝点溪水解渴，身上却没有带着盛水的器具。这时，他看见了溪边长着绿色圆形叶子的植物，就把叶片摘下来，因为叶子太大就折起一部分，做成漏斗形状来盛水喝。他无意中吃了一点叶片，觉得有点苦，但感觉燥热烦渴立马消失，同时感觉腿部伤痛也有所缓解。他发现的这种药用植物就是现在的荷。

【性味与归经】

　　苦，平。归肝、脾、胃经。

【功能与主治】

　　清暑化湿，升发清阳，凉血止血。用于暑热烦渴、暑湿泄泻、脾虚泄泻、血热吐衄、便血崩漏。荷叶炭收涩，化瘀，止血，用于出血症和产后血晕。

【营养价值】

　　荷叶中含有许多生物活性物质。其中的生物碱、黄酮类物质可用于降脂减肥。其药理机制主要是在肠道吸收阶段抑制脂肪酶活性，减少人体对脂肪的水解和吸收，减少脂质的合成，从而达到降脂减肥的目的，同时起到缓解肥胖相关疾病，如高血压、心血管疾病等的作用。此外，荷叶中还含有萜类、木质素、有机酸、挥发油等成分，因此具有抗菌消炎、抗氧化、抗病毒、抗肿瘤、止血等作用。

【药膳举例】

1. 玫瑰荷叶茶

原料： 荷叶5克，玫瑰花5克，陈皮2克。

做法： 先将荷叶、玫瑰花、陈皮用常温水冲洗一遍，洗净杂质；将荷叶、陈皮切成细丝，与玫瑰花一齐放入杯中，倒入开水500毫升，焖至茶汤变色即可饮用。夏日冰镇后饮用口感更佳。

功效及应用： 清暑化湿，调和肝脾，理气和胃。其中，荷叶解暑清热、清心肝火，可预防心血管疾病；玫瑰花气味芳香，可活血行气、美容养颜；陈皮理气健脾。三者合用，可有效调控脂质代谢。

2. 荷叶粥

原料： 新鲜荷叶1张，粳米150克。

做法： 将新鲜荷叶洗净，切成宽丝，加水以大火煮沸后转小火煎煮15分钟，捞去荷叶，取汁备用；将洗净的粳米放入汁中共煮，煮至米粒开花即可。食用时可根据个人口味加入少许白砂糖调味。夏季每日可食用3次。

功效及应用： 清热解暑，降血压。适用于受暑热所致头痛头昏、口干口渴、小便灼热及暑湿泄泻等症；也可用于治疗夏季食欲不振；对于老年性高血脂、高血压及肥胖症均有一定疗效。可经常食用。

【温馨提示】

荷叶极具药用价值，在降脂减肥、控制脂肪肝、抗菌消炎等方面功效比较明显，是市场上极具开发前景的一种药食同源药材。玫瑰荷叶茶中有玫瑰花、荷叶，对玫瑰花过敏的人群不宜饮用，否则易出现过敏反应；孕期、月经期女性不推荐饮用；低血压、体瘦、气血虚弱者慎服。

· 荷叶 ·

木槿花

MU JIN HUA

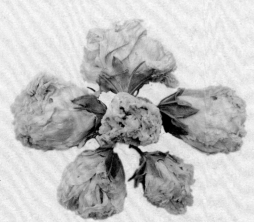

❀《诗经》出处❀

《诗经·国风·郑风·有女同车》："有女同车，颜如舜华。将翱将翔，佩玉琼琚。彼美孟姜，洵美且都。有女同行，颜如舜英。将翱将翔，佩玉将将。彼美孟姜，德音不忘。"

译文：有位姑娘和我一同乘车，容颜像木槿花一样美，体态轻盈如飞鸟，佩玉珍美闪光华。美丽姑娘是姜家长女，举止娴雅又大方。有位姑娘和我同行，容颜像木槿花一样美，体态轻盈如飞鸟，佩玉锵锵声悦耳。美丽姑娘是姜家长女，美好声誉让我难忘。

《诗经》里的"舜华"就是木槿花。

【入药部位】

木槿花又名篱障花、清明篱、白饭花、鸡肉花、猪油花、朝开暮落花等。该品为锦葵科木槿属植物木槿的花，夏季晴日采摘盛开花朵，晒干。

故事传说

有个年轻人拉肚子,疼得直冒虚汗。他去找村里的大夫,大夫恰巧上山采药去了,年轻人只得回家。谁料,半路上他疼痛难忍,无法行动,只得捧着肚子蹲在路中间。这时,一位樵夫走了过来。得知年轻人因饮食不洁闹了肚子后,樵夫指着路边的木槿说:"这木槿树的花就是治疗拉肚子的药,你采一些回去煎汤,三剂服下便有奇效。"年轻人按照樵夫说的采了木槿花回家煎成汤服用,肚子果然不疼了,也不拉肚子了。年轻人十分高兴,采了好些木槿花回家晒干保存着。后来,每当邻居有人得了痢疾,他便将木槿花送给他煎汤服用,效果非常好。大夫听说年轻人的经历后很感兴趣,就去找樵夫请教。樵夫详细地说了祖辈们用木槿花治病的情况。大夫将樵夫说的记录下来,编写到医案中流传后世。

【性味与归经】

味微苦、平,性微寒。归脾、肺经。

【功能与主治】

清热凉血,解毒消肿。用于痢疾、痔疮出血、白带;外用治疮疖痈肿、烫伤。

【营养价值】

木槿花含有氨基酸、酚性成分、还原糖、多糖、苷类、黄酮类、挥发油、油脂、生物碱等,具有抗肿瘤、抗氧化、抑制黑色素生成、抑菌、促凝血等作用。木槿花不仅可以入药,还可以食用,营养丰富。有研究报道,每100克木槿花(白色)鲜花中含蛋白质1.3克、脂肪0.1克、碳水化合物2.8克、钙12毫克、磷36毫克、铁0.9毫克、烟酸1毫克,同时还富含人体必需的微量元素,如钙、镁、铁、锌等。木槿花既具有观赏性,又有药用、食用价值,具有较好的开发前景。

【药膳举例】

1. 木槿花茶

原料： 新鲜木槿花100克（或干木槿花20克），蜂蜜适量。

做法： 先将新鲜木槿花用常温水洗净（或将干木槿花洗净杂质），放入适合的容器中，加适量水煮沸，晾至水温适宜即可饮用。也可取1～2枚木槿花放入带有盖的杯子中，倒入沸水浸泡至茶汤变色饮用。可根据个人口味调整水量、加入适量蜂蜜。

功效及应用： 清热解毒。每日1剂，可有效防治痢疾、泄泻、痔疮出血、白带等病症。夏、秋两季每日用1剂，随意饮用，可取得清热利湿、排毒养颜的效果。

2. 木槿花煲汤

原料： 鲜木槿花100克（或干木槿花30克），排骨300克，姜片、葱花适量。

做法： 将木槿花洗净杂质备用；排骨洗净剁成块状，焯一遍水；将排骨放入锅内加适量水，大火煮沸后加入姜片，转为小火慢炖至软烂；加入木槿花煲至入味，加入精盐、葱，出锅即成。

功效及应用： 具清利湿热、补中益气、养阴止血的功效。适用于阴虚咳嗽、体虚、乏力、肠风便血、赤白痢、便秘、白带等病症。

【温馨提示】

木槿花药性寒，故寒性体质的人不适宜服用。木槿花在开放盛期有较多花粉，有花粉过敏史以及易过敏体质者不建议服用。

凌霄花

LING XIAO HUA

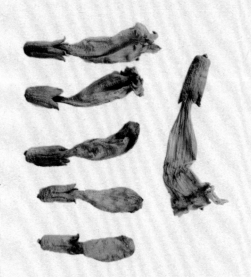

❀《诗经》出处 ❀

《诗经·雅·小雅·苕之华》："苕之华，芸其黄矣。心之忧矣，维其伤矣！苕之华，其叶青青。知我如此，不如无生！牂羊坟首，三星在罶。人可以食，鲜可以饱！"

译文：凌霄开出了花朵，花儿鲜又黄。心中忧愁啊，多么悲伤！凌霄开出了花朵，叶儿青又密。早知道如今这么痛苦，不如当初不降生！饥饿的年代，母羊瘦了，头显得尤其大，捕鱼的篓子映着星光。人只能勉强吃上东西，很少有人能吃饱！

《诗经》里的"苕"就是凌霄花。

【入药部位】

凌霄花又名紫葳华、苕华、陵霄花、堕胎花等。该品为紫葳科凌霄属植物凌霄或美洲凌霄的花。夏、秋两季花盛开时采摘，干燥。

故事传说

相传在闽西一个叫龙地的山村里住着一个姓董的财主，他有一个女儿叫凌霄，生得如花似玉。女儿大了，董财主想给她找个门当户对的夫婿。可凌霄已深深爱上年轻英俊的长工柳明全。凌霄常常背着爹娘把好吃的东西送给他，二人誓言生死都要在一起。这事被财主知道了。财主怒气冲天，令家丁把柳明全毒打一顿，连夜丢到荒郊野外。不到天明，柳明全就断了气。第二天，乡亲们把柳明全埋在村外的小河边。没过几天，柳明全的坟边长出一棵枝叶茂盛的大柳树，细长的柳条随风飘动，好像一串串泪珠。凌霄姑娘因违反家规被董财主监禁起来，当她知道柳明全已经死去时，像疯了一样冲出家门，跑到柳明全的坟前拜了三拜，然后一头撞死在大柳树上。霎时，凌霄姑娘变成一棵木质藤，藤条围绕着柳树干向上爬，枝头开满了赤色的花朵。后来人们将这种藤取名凌霄花。

【性味与归经】

甘、酸，寒。归肝、心包经。

【功能与主治】

活血通经，凉血祛风。用于月经不调、经闭症瘕、产后乳肿、风疹发红、皮肤瘙痒、痤疮。

【营养价值】

凌霄花有效成分主要为三萜类、苯丙醇苷、黄酮类、花色素和挥发油等。该品辛散行血，能破瘀血、通经脉、散症瘕、消肿痛，现多用于妇科疾病的治疗。凌霄花性寒，泄热效果极佳，具有凉血、止血、祛风的作用，特别适合一些血分有热的患者服用，对血热所导致的各种皮肤疾病、便血以及崩漏等情况有较好疗效。此外，凌霄花性善升浮，轻扬宣透，治疗风热、血热所致头面及身体上部皮肤疾患疗效较好。该品研调为糊状治疗酒渣鼻，每获奇效。

【药膳举例】

　　1.凌霄花阿胶粥

　　原料：凌霄花、阿胶各10克，糯米50克，红糖适量。

　　做法：将凌霄花用清水煎煮，去渣取汁备用。将糯米淘洗干净放入锅中煮粥，把凌霄花药汁、阿胶放入同煮。先用大火煮沸，再改小火慢煮，粥熟时加入红糖即成。

　　功效及应用：有治疗血虚导致的闭经、面色萎黄症状的作用。患者可每日食用1~2次。

　　2.凌霄花黑豆汤

　　原料：凌霄花2克，黑豆120克，排骨300克，食盐适量。

　　做法：先将凌霄花用清水冲洗干净，放在水中浸泡1小时。排骨清洗干净，切成小块，放入开水中焯烫，捞出沥干水分。把黑豆洗净，放入水中浸泡2小时。将备好的凌霄花、黑豆、排骨一起入锅中熬煮，黑豆熟烂后加入食盐调味。排骨熟烂后挑除凌霄花即可食用。

　　功效及应用：可缓和草药中毒，但不适合孕妇服用。

【温馨提示】

　　凌霄花具有清热凉血、化瘀散结的功效，可以作为药材使用。但是它对女性子宫有明显刺激作用，气血虚弱以及正处于孕期的女性不能服用凌霄花。凌霄花的花粉会导致过敏，且对眼睛伤害特别明显，过多接触凌霄花的花粉会导致视力下降和眼睛红肿。此外，凌霄花的药效较强，最好不要自行使用，也不要过量或者长期使用，以免造成不良影响。

蒲黄

PU HUANG

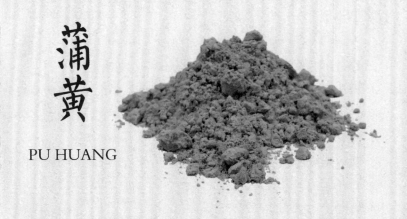

《诗经·国风·陈风·泽陂》："彼泽之陂，有蒲与荷。有美一人，伤如之何。寤寐无为，涕泗滂沱。"

译文：池塘四周有堤岸，内有水草和荷花。有位美丽的人儿，让我思念心悲伤。辗转反侧难入睡，哭得眼泪鼻涕流。

《诗经》里的"蒲"就是香蒲。

【入药部位】

蒲黄又名蒲厘花粉、蒲花、蒲棒花粉、蒲草黄。该品为香蒲科植物水烛香蒲、香蒲或同属植物的干燥花粉。夏季采收蒲棒上部的黄色雄花序，晒干后碾轧，筛取花粉。

故事传说

相传南宋年间的一天，宋度宗偕爱妃到御花园游春赏花。时值春光明媚，百花吐艳，他们时而嬉戏打闹，时而开怀畅饮，好不乐哉。然而乐极生悲，就在当天晚上，宋度宗突然舌头肿胀起来，既不能言语，也不能进食。皇宫上下焦急万分，急忙召集御医研究诊治方案。蔡御医道："用蒲黄和干姜各半研成细末，蘸以干擦舌头，皇上的舌病可愈。"度宗就按此方法治疗，果然见效。后来度宗问蔡御医蒲黄和干姜为何能治他的舌病。蔡御医道："蒲黄有凉血活血作用，盖舌乃心之外候，而手厥阴相火乃心之臣使，得干姜是阴阳相济也。"蒲黄粉外用有治舌胀满口、重舌生疮等功效。宋度宗所患舌肿充血之疾，系重舌、口疮之类，用蒲黄和干姜研末干擦，乃对其症矣。

【性味与归经】

甘，平。归肝、心包经。

【功能与主治】

止血，化瘀，通淋。用于吐血、衄血、咯血、崩漏、外伤出血、经闭痛经、胸腹刺痛、跌扑肿痛、血淋涩痛。

【营养价值】

蒲黄含异鼠李素、谷甾醇、棕榈酸、硬脂酸等有效物质，具有消肿止痛的作用，对因热毒过重导致的口舌生疮或咽喉肿痛症状有较好疗效。外敷于出现肿痛的部位，有助减轻肿痛。此外，蒲黄还具有补气益血、活血调经的作用，它能加快女性体内气血循环，防止气血阻滞，对月经不调和、经期腹痛有特别好的治疗作用。

【药膳举例】

　　1. 蒲黄人参红糖饮

　　原料： 炒蒲黄15克，白参5克，红糖20克，五灵脂15克。

　　做法： 将白参洗净，晒干或烘干，切片，研成极细末，备用。将炒蒲黄、五灵脂拣去杂质，同放入砂锅中加水浸泡片刻，大火煮沸，然后改用中火煎煮30分钟；用洁净纱布过滤，收取滤汁，回入洗净的砂锅中，视需要酌加温开水，混匀；用小火煮沸，加入红糖，待其完全溶化后停火，调入白参细末，搅拌均匀即成。

　　功效及应用： 益气固冲，活血化瘀，适于子宫肌瘤，证属气虚血瘀。上、下午分服。

　　2. 蒲黄酒

　　原料： 蒲黄、大豆、小豆各9克。

　　做法： 上三味，以酒适量煎。

　　功效及应用： 活血利水，适用于脾虚水停，遍身水肿或暴肿。分3次服用。

　　3. 蒲黄五灵脂炖乌骨鸡

　　原料： 蒲黄30克，五灵脂40克，乌骨鸡1只，生山楂15克，蜂蜜适量。

　　做法： 将五灵脂、生山楂（洗净后切片）、蒲黄同放入砂锅中，加适量水，浓煎30分钟；用洁净纱布过滤，去渣取汁；将乌骨鸡放入砂锅中，倒入药汁，加水适量，中火炖至熟透，再调入蜂蜜即成。

　　功效及应用： 活血化瘀，理气止痛，适用于瘀血停滞或产后恶露不行，或月经不调、小腹急痛、舌暗红或舌边尖有瘀点、瘀斑。饮汤吃肉。

【温馨提示】

　　蒲黄具有化瘀的功效，平素身体偏于虚弱，尤其是劳伤发热、阴虚内热且无任何血瘀者不适合使用蒲黄。由于蒲黄可以加强子宫收缩，孕妇也应慎服或禁服蒲黄。另外，李时珍曾经说过，蒲黄有"生则能行，熟则能止"的作用，所以现在人们普遍认为，生蒲黄入药，活血行血和散瘀的作用较好，而炒制后，蒲黄又能起到止血止痛的作用。因此，我们在使用蒲黄的时候也要注意这一点，需要先判断是出现了血瘀症还是出血症，再选择使用生蒲黄或者炒蒲黄。

· 蒲黄 ·

花椒

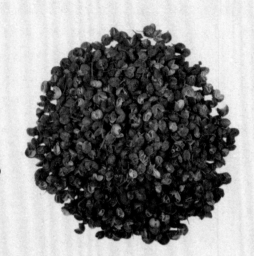

HUA JIAO

❀《诗经》出处 ❀

《诗经·国风·陈风·东门之枌》："东门之枌，宛丘之栩。子仲之子，婆娑其下。榖旦于差，南方之原。不绩其麻，市也婆娑。榖旦于逝，越以鬷迈。视尔如荍，贻我握椒。"

译文：东门外种着白榆树，宛丘上柞树成林。子仲家中女长成，在绿树下翩翩起舞。挑选一个良辰吉日，到南边的原野上去。姑娘放下纺线的活计，到集市上跳起欢快的舞蹈。不要错过良辰吉日，快步赶去聚会。你好看得像一朵锦葵，还赠送我花椒一束。

《诗经》里的"椒"就是花椒。

【入药部位】

花椒为芸香科植物花椒的干燥成熟果皮。秋季采收成熟果实，晒干，除去种子和杂质。

故事传说

相传在三皇五帝时期，白龙江沿岸的小镇上住着一对年轻夫妻，男的叫椒儿，女的叫花儿。神农到江畔察访农民生活时，官员安排花儿为神农做了一顿饭。神农入座后，一股芳香醇麻的气味扑鼻而来，神农胃口大开。椒儿夫妇介绍说这里面放了从山上"宝树"上采回晒干磨成粉的香料，可以提味。神农好奇地随众人去山上看这棵"宝树"。他仔细观察树的外形，摘了一粒红红的果实放进嘴里，醇麻味很快散发开来，神农就着水把果实吞咽到肚中，感到脾胃发热，热气上冲。他说道："这'宝树'还是一味良药啊！"神农总结"宝树"具有"禀五行之精"的特点，把这"宝树"用这对勤劳夫妻的名字命名，"花椒"由此得名。

【性味与归经】

辛，温。归脾、胃、肾经。

【功能与主治】

温中止痛，杀虫止痒。用于脘腹冷痛、呕吐泄泻、虫积腹痛；外治湿疹、阴痒。

【营养价值】

花椒是我国历史悠久的药食两用植物，含有生物碱、木脂素、香豆素、萜类、挥发油等成分。研究发现，生物碱和木脂素是花椒的主要活性成分，具有较好的抗炎、镇痛作用，因此花椒可用于治疗牙疼和类风湿性关节炎。花椒中的挥发油成分主要包括柠檬烯、桉树脑等，对人体寄生虫和仓储害虫均有较好的消杀作用，因此花椒可用于治疗虫积腹痛以及止痒。花椒外用杀虫止痒、辛热镇痛，内服味辛，补肝以疏肝，通阳利尿，伏蛔祛寒，温胎散寒。在现代临床上，花椒被广泛用于治疗蛔虫病、功能性消化不良、脾胃虚寒、痔疮肿痛、脚气、痛经等症。利用花椒水泡脚还可疏通经络，促进血液循环，提高机体免疫力。

【药膳举例】

1.花椒蒸梨

原料：花椒20粒，梨1个，冰糖少许。

做法：将梨洗干净，切开顶端，掏出梨核，放入花椒和冰糖，盖上梨盖，可以牙签固定，入锅蒸30分钟即可。

功效及应用：主要用于治疗风寒咳嗽或肺气虚寒干咳。梨性寒，性味甘酸而平，还能生津益脾、和胃降逆；花椒性味温辛，可以温中散寒。两者合用能有效缓解咳嗽，并起到清热化痰的作用。成人一次吃1份，儿童可分两次服用。

2.花椒红糖汤

原料：花椒12克，红糖30克。

做法：将花椒放入400毫升水中，煮至汁液浓缩为250毫升，加入红糖搅拌后即可。

功效及应用：散寒下气，可用于回乳。于断乳当天趁热饮下，每日2～3次。

【温馨提示】

第一，不可食用太过频繁，因为花椒性味归经为"味辛，性热"，吃多会造成阳气过剩。具体表现为目红发热、口舌生疮、乏气失明。第二，花椒作为中药，与款冬、栝楼、雌黄、附子、防风等中药存在配伍禁忌，不宜一同使用。第三，《本草经疏》指出，有阴虚火旺者不能过多地使用花椒。还有一点需要特别注意的是，孕妇不宜多食花椒，花椒吃多了会生火气，使胎象不稳；哺乳期妇女也要少食花椒，因为花椒的回乳效果比较明显。第四，花椒里还含有挥发油，如果把花椒做成香囊佩戴，要注意防止过敏。

酸枣仁

SUAN ZAO REN

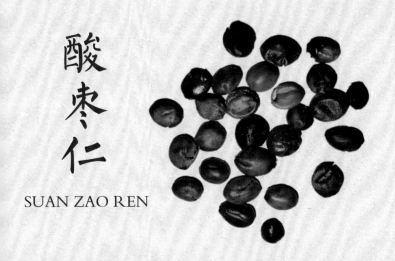

❀《诗经》出处 ❀

　　《诗经·国风·邶风·凯风》："凯风自南，吹彼棘心。棘心夭夭，母氏劬劳。凯风自南，吹彼棘薪。母氏圣善，我无令人。爰有寒泉？在浚之下。有子七人，母氏劳苦。睍睆黄鸟，载好其音。有子七人，莫慰母心。"

译文：和风从南边吹来，轻拂着枣树的嫩芽。枣树的芽心嫩又壮，母亲养儿辛苦又操劳。和风从南边吹来，吹得枣树长成材。母亲明理又善良，儿子不好怨不得娘。哪里有冰凉的泉水啊？就在浚邑之旁。养育了七个孩子，母亲劳累又辛苦！美丽的黄鹂在鸣唱，歌声婉转悦人耳。养育的七个孩子，无人能慰慈母心！

《诗经》里的"棘"就是酸枣树。

【入药部位】

　　酸枣仁别名枣仁、酸枣核。该品为鼠李科植物酸枣的干燥成熟种子。秋末冬初采收成熟果实，除去果肉和核壳，收集种子，晒干。

故事传说

从前有一个非常孝顺的女孩叫酸枣，她的母亲经常失眠，健康受到严重影响。为了治疗母亲的失眠症，酸枣常常孤身前往深山为母亲采药。有一次在采药路上，酸枣被路边的树枝、荆棘刺破了肌肤，她的血液落下的地方竟长出了枝条坚硬、有芒刺并结有小红果的树。酸枣把小红果连着树枝砍下来带回家当柴烧，发现小红果被火烧之后露出了黑红色的果仁，而且散发出清新奇异的果香。酸枣将这些果仁拿给母亲吃，母亲的失眠症竟被治好了。为了纪念酸枣对母亲的孝心，乡亲们就把这种果树命名为酸枣。

【性味与归经】

甘、酸，平。归肝、胆、心经。

【功能与主治】

养心补肝，安心安神，敛汗，生津。用于虚烦不眠、惊悸多梦、体虚多汗、津伤口渴。

【营养价值】

酸枣仁中富含黄酮类、皂苷类、三萜类化合物及生物碱等成分。研究表明，酸枣仁中的皂苷类及黄酮类成分具有催眠镇静作用，临床上常用酸枣仁来治疗神经衰弱、心烦失眠、多梦、盗汗、易惊等病，同时酸枣仁还具有一定的滋补强壮效果。酸枣仁味道酸甜，生津止渴，对体虚多汗症状也有一定缓解作用。酸枣仁还是一种具有增强免疫作用的中药材，其富含的维生素C不仅可以提高机体的抗氧化能力，还可以增强巨噬细胞的吞噬功能，帮助提高人体免疫力。酸枣仁中含有的酸枣仁总糖苷能降低人血清胆固醇含量，升高高密度脂蛋白含量，从而抑制动脉硬化的形成，或者延缓其进程。

【药膳举例】

1.酸枣仁粥

原料： 酸枣仁末15克，粳米100克。

做法： 先煮粳米粥，临近粥熟时下酸枣仁末再煮，粥熟即可食用。

功效及应用： 有宁心安神之效，适用于心悸、失眠、多梦、心烦。宜空腹食用。

2.酸枣仁猪心安神汤

原料： 龙眼肉、酸枣仁、柏子仁各10克，猪心1个，大葱、生姜、料酒、精盐、酱油、味精各适量。

做法： 葱切段，姜切片；龙眼肉、酸枣仁、柏子仁洗净；猪心洗去血水，除去脂肪。将龙眼肉、酸枣仁、柏子仁塞入猪心，放入砂锅中，加水没过，放入葱、姜、料酒、食盐、酱油，大火煮沸后撇去浮沫，转小火煮至猪心熟烂，加入味精调味即可。

功效及应用： 有养心安神之效，适用于失眠、心悸、多梦、健忘、面色苍白、眩晕等症。健康人常服可安神补脑，增强记忆力。每日服1～3次，每次150～200毫升。

【温馨提示】

第一，酸枣仁的毒副作用较小，目前没有关于其具有明显副作用的病例资料，但长期服用需遵从中医师指导。有报道称酸枣仁用量过大可引起昏睡甚至失去知觉，应引起注意。第二，酸枣仁具有收敛的功效，但由于属于植物的种子，富含油脂，有润肠通便的作用，所以临床表现为火气上逆、口苦易怒、烦躁失眠、痰多黄稠、腹胀胃痞、大便干燥、舌苔厚腻等症者忌用；食欲不振、腹胀、大便常溏薄、疲乏无力等症者当慎用。第三，过敏体质者忌用。

枸杞子

GOU QI ZI

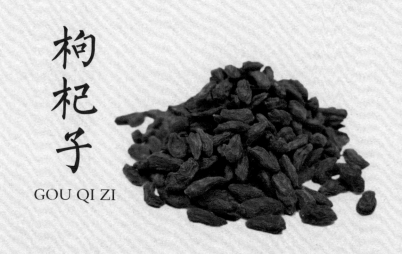

❖《诗经》出处 ❖

《诗经·雅·小雅·北山》:"陟彼北山,言采其杞。偕偕士子,朝夕从事。王事靡盬,忧我父母。"

译文:我登上北山,去采摘枸杞。像我这样身强力壮的士子,从早到晚忙着做事不得休息。国君家的公事无穷无尽,我忧心无暇照顾父母的生活。

《诗经》里的"杞"就是枸杞子。

【入药部位】

枸杞子又名枸杞、甜菜子、杞子、红青椒、明眼子、枸杞果等。该品为茄科植物枸杞的干燥成熟果实。夏、秋两季果实呈红色时采收,热风烘干,除去果梗,或晾至皮皱后晒干,除去果梗。

故事传说

《太平圣惠方》中记载了一个耐人寻味的故事。有一使者去西河办事，路过小镇集市时遇见一位十六七岁的姑娘正手执竹竿追打一白发苍苍、弯腰驼背的八九十岁老翁。路人们都很好奇，议论着是谁家孙女这么不孝顺，竟然当街打骂自己的爷爷。使者也深感气愤，问女子："这老者是你何人？"女子说："是我孙子。"使者又问："为何打他？"女子道："我家有良药，他不肯服用，年纪轻轻就这样老态龙钟的，头发也白了，牙齿也掉光了。就因为这个，我才教训他。"使者问："你家的药有几种，能否告诉我？"女子答："药有一种，春名天精，夏名长生草，秋名枸杞子，冬名地骨。按四时采服之，可与天地同寿。"这虽然是神话传说，但临床研究证明，枸杞子具有补益肝肾、养肝明目的功效，实为健身良药、滋补佳品，尤其适用于机体衰退的中老年人，长期服用可强身健体。

【性味与归经】

甘，平。归肝、肾经。

【功能与主治】

滋补肝肾，益精明目。用于虚劳精亏、腰膝酸痛、眩晕耳鸣、阳痿遗精、内热消渴、血虚萎黄、目昏不明。

【营养价值】

枸杞子味甘，性平，含有多种营养物质，比如枸杞多糖、甜菜碱、类胡萝卜素、黄酮类化合物，同时还含有核黄素、烟酸、维生素等多种有机物以及钙、锌、铁等元素，是目前已知营养比较全面的一种天然原料。其中，枸杞多糖为枸杞果肉中重要的有效成分之一，具有保护生殖系统、抗氧化、抗衰老、免疫调节和保肝功能，还可增强白细胞活性，对慢性肝炎、中心性视网膜炎、视神经萎缩等疗效显著。甜菜碱是枸杞果、叶、柄中最主要的生物碱之一，可抑制脂肪在肝细胞内沉积，促进肝细胞新生，具有调节脂质代谢、抗炎和抗脂肪肝的作用。

【药膳举例】

1. 枸杞明目排毒汤

原料： 枸杞子11克，新鲜枸杞叶225克，食盐两勺。

做法： 将枸杞子洗净，用清水泡软，煮沸，加入新鲜的枸杞叶，煮开后关火，加入食盐两勺即可。

功效及应用： 具有补虚益精、清热明目的功效。有助于补充体能、维护视力、消除疲劳，改善腰膝酸软、头晕、性能力失调等症状。每日1剂，分2次服用完，连续服用5日。

2. 四味粥

原料： 枸杞子两大勺，红小豆两大勺，玉米50克，薏苡仁两勺。

做法： 枸杞子、玉米洗干净，薏苡仁淘洗干净，将红小豆洗干净并浸泡两小时。将准备好的枸杞子、玉米、红小豆、薏苡仁放到锅内，加入适量清水，大火煮沸之后转用小火熬煮成稀粥即可以食用。也可依个人口味加入适量白糖调味。

功效及应用： 该品具有清热利尿、健脾消肿的功效，可用于身体水肿、颜面浮肿、小便困难和稀少，对于脾虚湿困所导致的腹胀、泄泻有良好的治疗作用。此外，该品还可改善女性湿热带下。每天1剂，连续服用5日。

【温馨提示】

枸杞子具有明显的温热效果，不可一次大量食用，否则容易出现鼻出血症状，感冒发烧、腹胀泄泻者慎食，以免加重病情。枸杞子具有兴奋性神经的作用，性欲亢进者不宜服用。另外，枸杞子含糖量较高，每100克含糖19.3克，糖尿病患者慎用，不宜过量。